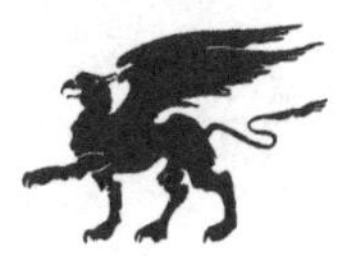

AF566603

Leben Lernen

Die Reihe »Leben Lernen« stellt auf wissenschaftlicher Grundlage Ansätze und Erfahrungen moderner Psychotherapien und Beratungsformen vor; sie wendet sich an die Fachleute aus den helfenden Berufen, an psychologisch Interessierte und an alle nach Lösung ihrer Probleme Suchenden.

Alle Bücher aus der Reihe ›Leben Lernen‹ finden Sie unter:
www.klett-cotta.de/lebenlernen

Das Erzeugen von Trancezuständen, etwa durch Imaginationsübungen und Achtsamkeitstraining, spielt in evidenzbasierten Therapieverfahren von Borderline-Persönlichkeitsstörungen bereits seit vielen Jahren eine wichtige Rolle. Dennoch gibt es bisher kaum Literatur zum Einsatz von Hypnose bei Borderline-Patienten. Dieses Buch beschreibt praxisnah das breite Spektrum der Anwendungsmöglichkeiten von Hypnose und Hypnotherapie in der Psychotherapie der Borderline-Persönlichkeitsstörung. Es reicht von formaler Trancearbeit über hypnotherapeutische Kommunikation zum therapeutischen Beziehungsaufbau bis hin zum Einsatz in Krisen und bei Suizidalität. Die vorgestellten Strategien lassen sich leicht in bereits bestehende Behandlungskonzepte integrieren, um diese sinnvoll zu ergänzen und effizienter zu gestalten.

Katrin Breitbach

Hypnose bei Borderline-Persönlichkeitsstörungen

Hypnotherapeutische Interventionen für die Praxis

Klett-Cotta

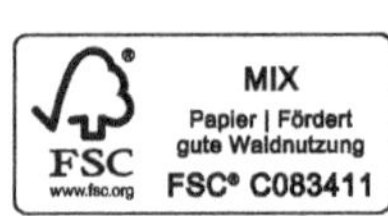

Klett-Cotta
www.klett-cotta.de

Cover: Jutta Herden, Stuttgart
unter Verwendung einer Abbildung von © pusteflower 8024/Adobe Stock
Gesetzt von Eberl & Koesel Studio, Kempten
Gedruckt und gebunden von CPI – Clausen & Bosse, Leck
ISBN 978-3-608-89310-6
E-Book ISBN 978-3-608-12164-3
PDF-E-Book ISBN 978-3-608-20608-1

Bibliografische Information der Deutschen Nationalbibliothek
Die Deutsche Nationalbibliothek verzeichnet diese Publikation in der Deutschen Nationalbibliografie; detaillierte bibliografische Daten sind im Internet über http://dnb.d-nb.de abrufbar.

Für Natalie

Inhalt

Einleitung

Das Interesse an der Hypnose kam bei mir zu einer Zeit auf, als ich in einer psychosomatischen Fachklinik auf einer Schwerpunktstation für Borderline-Persönlichkeitsstörungen (BPS) tätig war. Der initiale Enthusiasmus, möglichst viele hypnotherapeutische Interventionen mit unseren Klinikpatienten durchzuführen, wurde schnell gebremst, da in der überschaubaren Literatur zu der Anwendung von Hypnose bei diesem Störungsbild sehr zur Vorsicht geraten wurde (z. B. Kossak 2013, S. 209, 473; Zindel 2015). Die Zurückhaltung der Hypnoseanwendung bei der BPS erschien mir jedoch recht paradox zu sein, da wir auf unserer Station durchaus emotional aufwühlende Stuhldialoge durchführten und Imaginationsübungen sowie Achtsamkeitstraining an der Tagesordnung waren. Bei all diesen Interventionen treten mehr oder weniger zufällig Trancezustände auf, also ein besonderer Bewusstseinszustand, bei dem eine fokussierte Aufmerksamkeit und veränderte Wahrnehmung vorliegen. Aus heutiger Sicht würde ich sagen, dass eine als Imaginationsübung bezeichnete Intervention meine erste Hypnosesitzung i. e. S. darstellte: Der Patient war dabei, eine korrigierende Erfahrung im Kindesalter zu machen, und geriet dadurch in eine starke Trance und Altersregression. Gerne hätte ich damals etwas über Trancezustände und Hypnose gewusst, da ich über die Wahrnehmungen und das etwas sonderlich erscheinende Verhalten meines Patienten sehr überrascht war.

Die Tatsache, dass eine Vielzahl therapeutischer Interventionen der etablierten Therapieverfahren zur Behandlung von BPS-Patienten, insbesondere bei der Dialektisch-Behavioralen Therapie (DBT) und Schematherapie, aus der Hypnotherapie stammen, passt also nicht so recht zu der Zurückhaltung in der Anwendung von Hypnose bei der BPS. Möglicherweise spielt dabei das immer noch zuweilen etwas anrüchige und unseriöse Bild eine Rolle, welches der Hypnose vor allem in Deutschland aufgrund ihrer Historie sowie der nach wie vor legalen Anwendung auf der Showbühne und durch Laienheiler anhaftet. Der Nutzen, den die Hypnose sowohl als eigenständige Therapieform als auch für die integrative Ergänzung anderer etablierter Therapieverfahren vorzuweisen hat, findet in der Psychotherapie im Allgemeinen noch viel zu wenig Beachtung, obwohl durch Meta-Analysen belegt ist, dass Hypnose gerade die Effektstärke in der Verhaltenstherapie signifikant verbessert (Ramondo et al., 2021; Kirsch et al., 1995). Eine kontrollierte randomisierte Studie konnte zudem kürzlich zeigen, dass mit einem hypnotherapeutischen Therapiekonzept zur Behandlung von Depressionen mindestens die gleiche Effektstärke wie bei kognitiver Verhaltenstherapie erreichbar ist (Fuhr et al., 2021). Es ist daher anzunehmen, dass die zahlreichen hypnotherapeutischen Interventionen in den häufig eingesetzten BPS-Therapiekonzepten einen entscheidenden Beitrag für die Wirksamkeit dieser Behandlungen leisten. Neben direkt erzeugten Trancezuständen, wie z.B. durch Imaginationen, hat auch die hypnotherapeutische Kommunikation ihren Platz gefunden, insbesondere in den Validierungs- und Commitmentstrategien der DBT. Hier wird gezielt mit indirekten Sprachmustern gearbeitet, wie sie für die moderne Hypnotherapie nach Erickson typisch sind. Dadurch können scheinbar gleichzeitig auftretende widersprüchliche Erlebensweisen und Verhaltensimpulse validiert und nebeneinander stehen gelassen werden. Ermöglicht wird dies durch die in der Hypnose bestehende Trancelogik, die Patienten von dem im Wachzustand vorherrschenden binären Denken des Entweder-oder- zu einem Sowohl-als-auch-Erleben gelangen lässt. Im Verlauf einer Behandlung lassen sich auf diese Weise die häufig als sehr aversiv erlebten Widersprüche abschwächen oder sogar auflösen.

Leider wird jedoch übersehen, dass bei den aus der Hypnotherapie stammenden Interventionen wichtige Elemente der Trancearbeit verloren gehen, wenn sie von Behandlern angewendet werden, die kaum über Hypnose-Kenntnisse verfügen. Auf diese Weise bleiben wichtige Impulse und Ressourcen ungenutzt. Eine Imaginationsübung ist eben etwas anderes als eine »richtige« Hypnose, auch wenn es in der Durchführung und auf neurobiologischer Ebene eine Reihe von Überschneidungen gibt. Schaut man sich an, wie häufig spontane Trancezustände mit entsprechend erhöhter Suggestibilität vorkommen, erstaunt es etwas, dass in der Ausbildung zum Psychologischen Psychotherapeuten darüber oft kaum etwas vermittelt wird.

Wenn hypnotherapeutische Strategien also bereits so viel Raum in der Behandlung von BPS einnehmen, warum sollten die Interventionen nicht auch ganz klar benannt und BPS-Patienten nicht gezielt mit Hypnose behandelt werden? Da es durchaus Fallberichte in der internationalen Literatur gibt, die den Einsatz von Hypnose bei BPS beschreiben (z.B. Gainer & Torem 1993; Spiegel 2016; Scagnelli 1980), sah ich hier für Zurückhaltung keinen Grund mehr und begann, die Arbeit mit Hypnose in die Therapie auf unserer Station zu integrieren. Die Erfahrungen waren durchweg positiv und die Wirkung so manch »einfacher« Entspannungstrance durchaus erstaunlich. Der hypnotische Zustand erleichtert es BPS-Patienten beispielsweise, leichter in ein angenehmes Erleben zu kommen und sich Gefühle von Selbstwirksamkeit und Stolz zu erlauben, die im normalen Wachzustand meist schwer zugänglich sind. Eine bewusste Anwendung hypnotherapeutischer Sprachmuster können zudem bei Kriseninterventionen und Suizidalität gute Dienste leisten.

Mit diesem Buch möchte ich anregen, die Vorteile der Hypnose bei BPS-Patienten gezielt zu nutzen, insbesondere, da sie sich elegant in die gängigen störungsspezifischen Therapieverfahren integrieren lassen. Psychotherapeuten sollen ermuntert werden, sich mit den aus der Hypnotherapie stammenden Interventionen intensiver auseinanderzusetzen und sich für die Arbeit mit Hypnose zu interessieren und fachkompetent ausbilden zu lassen. Das breite Spektrum der Hypnotherapie erlaubt es, sowohl mit stabilen als auch eher instabil einzuschätzenden BPS-Patienten klinisch sinnvoll zu arbeiten – von der Bearbeitung dysfunktionaler Verhaltensweisen über den Umgang mit aversiven emotionalen oder körperlichen Zuständen bis hin zur Bewältigung von Krisen und Suizidalität.

In diesem Buch wird die Anwendung von Hypnose bei BPS-Patienten aus der praktischen Erfahrung heraus beschrieben. Es versteht sich als sinnvolle Ergänzung bereits etablierter Therapieverfahren und stellt kein eigenes Behandlungskonzept dar. Es soll deutlich werden, in welch vielfältiger Weise BPS-Patienten und ihre Therapeuten in den unterschiedlichsten Stadien der Therapie gut von gezielten Interventionen der Hypnotherapie profitieren können. Da ich selbst vorwiegend auf DBT-Stationen gearbeitet habe, basieren die im Buch vorgestellten integrativen Ansätze und Fallbeispiele häufig auf diesem Setting. An der einen oder anderen Stelle habe ich mir erlaubt, auch Fallbeispiele von Patienten zu beschreiben, die nicht explizit wegen einer BPS in therapeutische Behandlung kamen, deren Beispiele sich jedoch für die Beschreibung der jeweiligen Intervention gut eignen und meiner Erfahrung nach auch bei entsprechender Indikation bei BPS-Patienten eingesetzt werden können. Je nach individueller Vorerfahrung können die Kapitel in der vorgestellten Reihenfolge oder unabhängig voneinander gelesen werden. Auf Grundlagenwissen von Hypnose oder der BPS kann in diesem Buch nur vereinzelt eingegangen werden, weshalb diesbezüglich auf entsprechende Lehr- und Fachbücher verwiesen wird. Weiterhin ist zu beachten, dass die Anwendung von Hypnose und Hypnotherapie in der therapeutischen Praxis nicht ohne eine entsprechend fundierte Ausbildung erfolgen sollte.

An dieser Stelle möchte ich mich ganz herzlich bei Frau Dr. Christine Treml-Begemann vom Klett-Cotta Verlag bedanken, die mit der Idee für dieses Buch auf mich zukam. Ich habe die angenehme Zusammenarbeit mit vielen kreativen Gesprächen und Anregungen sehr geschätzt. Meinen Testleserinnen Dr. Jutta Rischer und Annika Engelke danke ich für die vielen wertvollen Rückmeldungen, die mir bei der Arbeit an dem Buch sehr geholfen haben.

Im vorliegenden Text werden die weibliche und männliche Form abwechselnd gebraucht. Die nicht genannten Geschlechtsformen sind dabei selbstverständlich einzubeziehen.

Allen Lesern wünsche ich nun viel Freude und Neugier beim Entdecken der vielfältigen Möglichkeiten der Hypnose, um die Therapie mit ihren BPS-Patienten bereichernd zu gestalten!

Lübeck, im Januar 2023 Katrin Breitbach

KAPITEL 1

Die Borderline-Persönlichkeitsstörung und ihre hypnotherapeutischen Behandlungsansätze

1.1 Epidemiologie

Die Borderline-Persönlichkeitsstörung (BPS) gehört zu den bekanntesten und häufigsten Persönlichkeitsstörungen in Deutschland. Die Lebenszeitprävalenz, also die Wahrscheinlichkeit, im Leben an BPS zu erkranken, wird derzeit mit ca. 5 % angegeben, während im Querschnitt etwa 1–2 % der Bevölkerung von der Erkrankung betroffen sind (Bohus 2019). Die Geschlechterverteilung ist in etwa gleich, wobei sich wesentlich mehr Frauen in psychiatrische und psychotherapeutische Behandlung begeben. Viele BPS-Betroffene weisen weitere psychische Komorbiditäten auf. Diese sind insbesondere Abhängigkeitserkrankungen, Depressionen, Ängste, posttraumatische Folgeerkrankungen (Bohus et al. 2022) sowie langanhaltende Schmerzen (Heath et al. 2018). Der Beginn der Symptomentwicklung liegt in der Regel in der frühen Adoleszenz und nimmt bis zum frühen Erwachsenenalter um die 20 Jahre weiter zu, wo insbesondere selbstverletzende Verhaltensweisen ihren Höhepunkt erreichen und anschließend wieder abflauen (Winograd et al. 2008). Um den Betroffenen früh und effektiv mit geeigneten Therapien helfen zu können, wird in der aktuellen S3-Leitlinie empfohlen, die Diagnose bereits im Alter ab 12 Jahren zu stellen, um die Wahrscheinlichkeit einer chronischen Verlaufsform zu verringern, da Langzeitverläufe mit einer schlechten sozialen Integration assoziiert sind und BPS-Patienten oftmals trotz langwieriger Behandlungen keine zufriedenstellende Lebensqualität erreichen (DGPPN 2022).

1.2 Aktuelle Entwicklungen in der Diagnostik

Die Diagnostik der Persönlichkeitsstörungen im Allgemeinen und der BPS im Besonderen befindet sich in einem ständigen Wandel, der sich zum aktuellen Zeitpunkt in der 11. Version der ICD ausdrückt. Nachdem Persönlichkeitsstörungen über Jahrzehnte in starre Kategorien eingeteilt wurden, wird in der ICD-11 in Anlehnung an das »Alternative Modell der Persönlichkeitsstörungen« des amerikanischen Diagnosemanuals DSM-5 dieses System erstmals verlassen, um die Merkmale auf mehreren dimensionalen Ebenen zu beschreiben. Dies ermöglicht nun eine präzisere Darstellung der für den Alltag und in zwischenmenschlichen Situationen als problematisch einzuschätzenden Persönlichkeitsmerkmalen. Dadurch kann die individuelle Ausprägung beim einzelnen Patienten sehr viel detaillierter beschrieben werden, als es das kategoriale System der ICD-10 erlaubt (Dilling & Freyberger 2019). Hier herrscht in den einzelnen Störungsbildern eine solch ausgeprägte Heterogenität, dass Patienten mit der gleichen Diagnose mitunter kein einziges gemeinsames Merkmal aufweisen (Samuel & Griffin 2015). Auch Patienten, die nach der ICD-10 die Kriterien einer BPS erfüllen, zeigen klinisch ein ausgesprochen heterogenes Bild und überschneiden sich in der Symptomatik zuweilen lediglich in einem einzigen Merkmal (Mitmansgruber 2020). Nachdem zunächst geplant war, die Bezeichnung sämtlicher Persönlichkeitsstörungen inklusive der BPS aufzugeben, haben Kritiker erreicht, die kategoriale Bezeichnung der BPS als »Borderline-Muster« in der ICD-11 beizubehalten (Herpertz et al., 2017; Mitmansgruber 2020). Dies spiegelt die enorme klinische Bedeutung der BPS wider, da es für keine andere Persönlichkeitsstörung derart viele evidenzbasierte und nachweislich wirksame störungsspezifische Behandlungsmöglichkeiten gibt. Wenn man bedenkt, dass Patienten mit einer BPS bis vor einigen Jahrzehnten als kaum behandelbar galten, ist es sinnvoll, die Bezeichnung der BPS als eigenständige Diagnose weiterhin beizubehalten. Denn diese bildet die Grundlage der bisherigen zahlreichen klinischen Studien, in denen die Wirksamkeit diverser Therapien empirisch nachgewiesen werden konnte. Die Empfehlung und der Zugang zu diesen evidenzbasierten Therapien sind in den aktuellen Strukturen des Gesundheitssystems an eine klare Diagnosestellung geknüpft.

Als Kernsymptome einer BPS gelten die folgenden Kriterien: verzweifeltes Bemühen, tatsächliches oder vermutetes Verlassenwerden zu verhindern, emotionale Instabilität, intensive und instabile zwischenmenschliche Beziehungen mit Wechsel zwischen Idealisierung und Entwertung, Identitätsstörung, Suiziddrohungen, Selbstverletzungen, Schwierigkeiten, Wut zu kontrollieren, Impulsivität in potentiell selbstschädigenden Bereichen sowie ein chronisches Gefühl von Leere (Falkai & Wittchen 2015). Um das Vorliegen einer BPS nachzuweisen, wurden in der ICD-10 und aktuell gültigen Version des DSM-5 gefordert, dass die vorliegenden Merkmale bereits seit dem Jugendalter oder der Adoleszenz mehr oder weniger stabil nachweisbar sein müssen. Dieses zeitliche Kriterium wird in der ICD-11 aufgegeben und stattdessen eine zeitliche Dauer der auffälligen Persönlichkeitsmerkmale von mindestens zwei Jahren gefordert.

Die Diagnostik einer Persönlichkeitsstörung nach ICD-11 erfolgt in drei Schritten (Mitmansgruber 2020). Zunächst wird überprüft, ob die allgemeinen Anforderungen an eine Persönlichkeitsstörung erfüllt sind, wie etwa das zeitliche Kriterium, Probleme im Funktionsniveau sowie Aspekte des Selbst und zwischenmenschliche Dysfunktionen. Im zweiten Schritt wird der Schweregrad der Störungswertigkeit auf einer Skala von »mild« bis »schwer« eingeschätzt, während der dritte Schritt dazu dient, den Persönlichkeitsstil genauer zu beschreiben. Dies erfolgt in sogenannten »Traits« die sich in die Domänen Negative Affektivität, Dissozialität, Verschlossenheit, Enthemmtheit und Zwanghaftigkeit gliedern. Im Folgenden wird die Beschreibung des Borderline-Musters der ICD-11 in der deutschen Übersetzung von Mitmansgruber angegeben (zit. nach: Mitmansgruber 2020 [Tyrer et al. 2019; Bach & First 2019]):

»Tiefgreifendes Muster, charakterisiert von Instabilität in zwischenmenschlichen Beziehungen, Selbstbild, Affekten und Impulsivität (sichtbar durch das Vorhandensein von vielen [sic!] der folgenden Punkte):

- Heftige Versuche, reales oder vorgestelltes Verlassenwerden zu vermeiden
- Muster instabiler und intensiver zwischenmenschlicher Beziehungen
- Identitätsstörung als deutliches und persistierendes instabiles Selbstbild
- Tendenz, bei starken negativen Emotionen impulsiv zu handeln, führt zu selbstschädigendem Verhalten
- Wiederkehrende Episoden von Selbstschädigung
- Emotionale Instabilität aufgrund von deutlicher Reaktivität der Stimmung
- Chronisches Gefühl der Leere
- Unangemessener intensiver Ärger oder Schwierigkeiten, Ärger zu kontrollieren
- Vorübergehende dissoziative Zustände oder psychoseähnliches Erleben in Situationen mit hoher emotionaler Anspannung

Andere Manifestationen des Borderline-Musters, die nicht alle zum gegebenen Zeitpunkt präsent sein müssen:

- Ein Selbstbild als unzulänglich, schlecht, schuldig, abstoßend und verachtenswert
- Erleben des Selbst als grundlegend anders und isoliert von anderen Menschen, schmerzliches Gefühl der Entfremdung und tiefe Einsamkeit
- Hypersensitivität für Zurückweisung
- Probleme, angemessenes Vertrauen in zwischenmenschlichen Beziehungen aufzubauen bzw. aufrechtzuerhalten
- Häufige Fehlinterpretation von sozialen Signalen.«

1.3 Störungsspezifische Behandlungsmöglichkeiten der BPS

In den vergangenen Jahrzehnten haben sich eine Reihe von Therapiemethoden entwickelt, mit denen die BPS nachweislich klinisch erfolgreich behandelt werden kann. Die höchsten Evidenzen liegen aktuell für die Dialektisch-Behaviorale Therapie (DBT) nach Linehan (Linehan 1993; Linehan 1996) sowie die Mentalisierungsbasierte Therapie (MBT) nach Fonagy (Fonagy & Bateman 2006) vor (DGPPN 2022). Bei der DBT handelt es sich um ein verhaltenstherapeutisches Konzept, welches Elemente aus der Hypnotherapie, Gestalttherapie, Gesprächspsychotherapie sowie Meditationsansätze integriert. Bei der Mentalisierungsbasierten Therapie (MBT) nach Fonagy (Fonagy & Bateman 2006) handelt es sich um ein tiefenpsychologisch orientiertes Verfahren. In diesem Therapiekonzept liegt der Fokus auf der Verbesserung der Mentalisierungsfähigkeit von Patientinnen mit BPS, um die vorhandenen strukturellen, emotionalen und kognitiven Defizite auszugleichen. Dabei finden sich auch Strategien, die den Validierungstechniken der DBT ähnlich sind. Diese beiden Verfahren spielen eine zentrale Rolle bei der Behandlung der BPS weltweit und werden auch in der deutschen S3-Leitlinie für die Behandlung einer BPS in erster Linie empfohlen (DGPPN 2022).

Im deutschsprachigen Raum finden sich als weitere störungsspezifische Behandlungsmöglichkeiten u. a. die Übertragungsfokussierte Psychotherapie (TFP) nach Kernberg (Clarkin et al. 2008), die psychoanalytisch-interaktionelle Methode (PIM) nach Heigl/Heigl-Evers (Streeck & Leichsenring 2015) sowie die Klärungsorientierte Psychotherapie nach Sachse (Breil & Sachse 2018). Auch die Schematherapie nach Young (Young et al. 2005), die für die Behandlung verschiedener Persönlichkeitsstörungen entwickelt wurde, wird zur Behandlung von BPS-Patienten eingesetzt. Hierbei handelt es sich um ein verhaltenstherapeutisch orientiertes Verfahren, welches auffallend viele hypnotherapeutische Elemente verwendet. Dabei nehmen Imaginationsübungen und Stuhldialoge sowie die Arbeit mit inneren Persönlichkeitsanteilen eine besonders große Rolle im Verlauf der Behandlung ein.

1.4 Hypnotherapeutische Strategien in etablierten Therapieverfahren

In vielen Therapiekonzepten für die BPS findet sich eine große Anzahl von Interventionen und Behandlungsansätzen aus der Hypnotherapie. Dies ist besonders in der Schematherapie mit den zahlreichen Imaginationsübungen und Stuhldialogen sichtbar, bei denen in der Regel Trancezustände erzeugt werden, die jedoch eher zufällig entstehen und nicht gezielt durch eine hypnotische Induktion hervorgerufen werden. Gleiches gilt für die DBT, in der ebenfalls mit Imaginationen, z.B. in Form von »In-sensu-Verfahren«, gearbeitet wird (Bohus 2019, S. 110) sowie die Achtsamkeitsübungen, bei denen häufig unwillkürlich Trancezustände entstehen. Auch eine Verbesserung der Mentalisierungsfähigkeit im Rahmen einer MBT-Behandlung setzt zwangsläufig voraus, dass Patienten eine Fokussierung nach innen aufbauen können, da hier ebenfalls mit tranceartigen Bewusstseinszuständen gearbeitet wird. Die folgenden Kapitel erläutern, welche Rolle den hypnotherapeutischen Ansätzen bei den störungsspezifischen Therapien zur Behandlung der BPS zukommt und inwiefern sich die unwillkürlich und eher »zufällig« einstellenden Trancezustände in den unterschiedlichen Interventionen von einer Hypnose i. e. S. unterscheiden.

1.4.1 Imagination versus Hypnose – wo ist der Unterschied?

Imaginationsübungen und In-sensu-Interventionen sind inzwischen ein fester Bestandteil zahlreicher Therapieverfahren. Einen besonders großen Stellenwert nehmen Imaginationsübungen in der Schematherapie ein, wo sie etwa für eine Altersregression, -progression und die Erarbeitung korrigierender Erfahrungen genutzt werden. Auch in anderen therapeutischen Verfahren wird imaginatives Arbeiten häufig für eine Entspannung, Fantasiereise oder zur konkreten Bearbeitung therapeutischer Aspekte genutzt. Damit eine Imaginationsübung ihre Wirksamkeit entfalten kann, muss zwangsläufig eine Art Trance erzeugt werden, da jede Fokussierung auf innere Prozesse und bereits das innere Sehen von Bildern als ein

Trancezustand angesehen werden kann. Dies führt unweigerlich zu der Frage, was eine Imagination eigentlich von Hypnose unterscheidet. Auch wenn die Begriffe »Hypnose« und »Trance« bisher nicht abschließend definiert wurden und es daher eine haarscharfe Trennung zwischen Imagination und Hypnose nicht geben kann, so kann man i. e. S. erst dann von einer Hypnose sprechen, wenn durch entsprechende verbale Techniken bewusst und gezielt ein Trancezustand erzeugt wird, um damit therapeutisch zu arbeiten. Die Hypnotherapeutin ist sich also über die Induktion der Trance vollkommen im Klaren, kann auch die Tiefe dieses veränderten Bewusstseinszustands gezielt steuern und kennt die Prozesse, die mit diesem Zustand verbunden sind. Bei einer formal durchgeführten Hypnose wird die Patientin zudem über die Besonderheiten dieses Bewusstseinszustands informiert, aufgeklärt und die explizite Zustimmung zu der Intervention eingeholt. Bei einer Imagination hingegen entsteht das Tranceerleben eher »zufällig« und viele Behandlerinnen ohne hypnotherapeutische Kenntnisse werden im Grunde genommen gar nicht wissen, dass sich ihre Patientinnen gerade in einem Trancezustand befinden. Das Bewusstsein über die gezielte Hypnoseinduktion und die gezielte Nutzung all der psychologischen und physiologischen Besonderheiten von Trance machen also die Hypnose zu einer Hypnose. Des Weiteren konnten auch neurophysiologische und -biologische Unterschiede zwischen Hypnose und Imagination nachgewiesen werden. In einer Studie konnte beispielsweise beobachtet werden, dass sich die Wahrnehmung externer Reize bei einer Imagination im Vergleich zum normalen Wachzustand reduziert zeigte, während sie unter Hypnose praktisch völlig aufgehoben war (Demertzi et al. 2011). In dieser Untersuchung unterschieden sich Hypnose und Imagination ausschließlich durch die ausführliche hypnotische Induktion bei der Hypnose, die bei der Imagination weggelassen wurde. Inhaltlich wurde in beiden Ansätzen eine angenehme biografische Erinnerung aufgerufen. Dies macht deutlich, dass die gezielte Induktion einer Trance als entscheidender Unterschied zwischen beiden Ansätzen angesehen werden kann. In einer Imagination geht es also eher darum, »sich etwas vorzustellen«, während es das Ziel in der Hypnose ist, »etwas zu erleben«. Zudem unterscheiden sich Imagination und Hypnose in der Art der verwendeten Sprache. Die Förderung der inneren angestrebten Wahrnehmung wird in der Hypnose dabei durch gezielte Suggestionen herbeigeführt, die das innere Erleben fördern. Dabei wird z.B. mit den sogenannten VAKOG-Ebenen gearbeitet, die durch entsprechende Suggestionen die fünf Sinnesebenen ansprechen, also die **v**isuelle, **a**uditive, **k**inästhetische, **o**lfaktorische und **g**ustatorische Wahrnehmung (s. Tab. 1.1). Eine Trance wird dadurch in der Hypnose in der Regel tiefer werden als bei einer »reinen« Imagination. Die Trancetiefe kann in der Hypnose daher durch eine entsprechend geübte Behandlerin bewusst gesteuert werden. Bei Bedarf kann eine gezielte Anpassung mit einer eher flachen Trance erfolgen, z.B. durch die Wahl einer eher aktivierenden Sprachfärbung, wie es bei instabilen Patientinnen mit schwacher Ich-Struktur notwendig sein kann.

Tabelle 1.1: VAKOG-Ebenen und entsprechende Beispielsuggestionen

Sinneswahrnehmung	Förderliche Suggestionen
Visuell	sehen, schauen, blicken, Meer, Wellen, Baum, Farbe, Rot, Tier
Auditiv	hören, rascheln, rauschen, zirpen, zwitschern, Ohr, Geräusch
Kinästhetisch	spüren, fühlen, warm, kalt, Haut, Druck, Windhauch, Berührung
Olfaktorisch	riechen, schnuppern, schnüffeln, Nase, Duft, Geruch
Gustatorisch	schmecken, Zunge, sauer, salzig, süß, bitter, Geschmack

SELBSTERFAHRUNGS-TIPP!

Unterschied von Imagination und Hypnose erleben

Um den Unterschied zwischen einer Imaginationsübung und einer Hypnose i.e.S. zu erleben, ist es hilfreich, sich einer Übung mit beiden Verfahren im Vergleich auszusetzen. Dazu wird im Folgenden der imaginative Skill »Mental verbinden« von Bohus & Wolf-Arehult (2014, S. 110) zunächst als Imaginationsübung und anschließend in modifizierter Form als Hypnose angegeben. Wichtig ist zu beachten, dass sich neben dem Text auch die Sprachfärbung von Imagination und Hypnose unterscheidet: Eine geübte Hypnotherapeutin spricht in der Regel mit betont ruhigerer und langsamerer Stimme als eine Therapeutin ohne Hypnoseerfahrung. Außerdem werden in der Hypnose mehr Pausen gelassen, um dem inneren Erleben Raum zu geben. Diese Pausen sollten bei instabilen Patientinnen nicht zu lang sein. Entsprechende Erfahrung ist hier also nötig sowie eine gute Intuition, das individuell richtige Maß zu finden, um einerseits genug Raum für das innere Erleben zu lassen und nicht zu stören und gleichzeitig die notwendige Begleitung sicherzustellen. Die hervorgehobenen Textstellen zeigen die charakteristischen Besonderheiten bzw. Unterschiede in den sprachlichen Formulierungen zwischen einer Imaginationsübung und Hypnose an.

Imaginationsübung (zitiert nach: Bohus & Wolf-Arehult 2014, S. 110):

*»**Stellen Sie sich vor**, Sie könnten eine Verbindung zu einer anderen Person herstellen, indem Sie beispielsweise Energie und Kraft ausstrahlen und empfangen. Setzen Sie sich auf einen Stuhl und **stellen Sie sich vor**, Sie leiten ein Kabel oder eine Lichtverbindung von Ihrem Körper über den Stuhl in den Boden und von dort zu dem Stuhl Ihrer Therapeutin, um so Kontakt mit Ihr aufzunehmen.«*

Im Rahmen einer Hypnosesitzung würde man dies ausführlicher formulieren, etwa wie folgt:

*»**Erlauben Sie sich**, nun hier auf Ihrem Stuhl zu sitzen ... **Vielleicht*** können sich ***früher oder später*** *die Augen schließen ... ganz wie es sich für Sie angenehm anfühlt ... Und mit jedem Atemzug können sie ein bisschen mehr nach innen gehen ... in Ihrem eigenen Tempo ... Jedes Einatmen und Ausatmen lässt Sie mehr und mehr zur Ruhe kommen ...* [Je nach Notwendigkeit kann die Induktion durch Fortführen des Atempacings entsprechend ausgeweitet werden]. *Und wenn Sie so weit sind, **erlauben Sie sich,** eine Verbindung zu einer anderen Person herzustellen, indem Sie **vielleicht** Energie oder Kraft ausstrahlen und empfangen* [Pause]. ***Sie sitzen***

> ***nun*** *auf einem Stuhl und* ***erleben,*** *wie Sie ein Kabel oder eine Lichtverbindung von Ihrem Körper über den Stuhl in den Boden leiten* [Pause]. *Und nun können* ***Sie spüren,*** *wie das Kabel von dort zu dem Stuhl Ihrer Therapeutin gelangt.* ***Erlauben Sie sich*** *nun, Kontakt mit Ihrer Therapeutin aufnehmen und* ***einmal wahrzunehmen,*** *wie sich dies* ***anfühlt.«***

1.4.2 Innerer sicherer Ort

Die Arbeit mit dem »Inneren sicheren Ort« spielt inzwischen bei vielen therapeutischen Verfahren eine wichtige Rolle, insbesondere in der Traumatherapie, um belasteten Patientinnen ein gewisses Maß an Kontrolle über ihr Erleben zu geben (Stadler 2002). Es handelt sich dabei um eine klassische Strategie der Hypnotherapie, die in der Praxis auch bei der Behandlung von BPS-Patientinnen Anwendung findet. Im Grunde genommen handelt es sich bei der Etablierung des sicheren Orts um und die Anwendung von Selbsthypnose, wenn die Patientinnen diese Übung eigenständig durchführen.

1.4.3 Achtsamkeit und Hypnose

In den letzten Jahrzehnten hat das Erlernen von Achtsamkeit in der westlichen Welt immer mehr Einzug erhalten. Dies ist vor allem dem amerikanischen Wissenschaftler Jon Kabat-Zinn zu verdanken, der vor einigen Jahrzehnten meditative Praktiken aus dem Zen-Buddhismus in die westlich geprägten Länder durch die Etablierung der Meditations-basierten Stressreduktion (MBSR) eingeführt hat (Kabat-Zinn 1982; 1990). Ein achtsamer Zustand bedeutet, aufmerksam und offen für alle Wahrnehmungen zu sein, die sich im Moment gerade zeigen, und diese mit einer nichtbewertenden und akzeptierenden Haltung anzunehmen. Bei den Wahrnehmungen kann es sich um körperliche Reaktionen, emotionale Zustände, Impulse oder Gedanken handeln. Auch Reize, die von außen kommen, können achtsam wahrgenommen werden. Eine gängige Praxis ist es dabei, den Fokus auf die Atmung zu legen, und alle Aspekte wie Einströmen der Luft, Wahrnehmen der Körperempfindungen im Detail zu erleben und gleichzeitig zu beobachten, wie die Gedanken sich dabei verändern oder wandern. Dabei geht es darum, Bewertungen ziehen zu lassen und zu lernen, die Dinge anzunehmen, wie sie gerade sind (Kabat-Zinn 1990). Um diesen Zustand zu erreichen, werden in Achtsamkeitstexten eine Reihe von direkten und indirekten Suggestionen verwendet, die denen von hypnotischen Suggestionen sehr ähneln, sodass es deutliche Überlappungen von Achtsamkeit und Hypnose gibt (Yapko 2011). Bei einer Reihe therapeutischer Verfahren, insbesondere denen der sogenannten »Dritten Welle der Verhaltenstherapie«, zu denen neben DBT und Schematherapie auch die Akzeptanz- und Commitment-Therapie (ACT) gehören, nimmt das Thema Achtsamkeit einen zentralen Platz im Konzept der Behandlung ein. Da insbesondere bei Achtsamkeitsübungen, die auf die Wahrnehmung innerer Prozesse fokussieren, ein Bewusstseinszustand angenommen werden kann, der sich vom normalen Wachzustand unterscheidet, kommt es dabei in der Regel zu einem mehr oder weniger ausgeprägten Trancezustand. Dieser entsteht im Vergleich zu einer normalen Hypnose eher »zufällig« und wird nicht gezielt induziert und daher auch nicht gesteuert. Die wesentlichen Unterschiede zwischen einer formalen Achtsamkeits- und Hypnosesitzung bestehen zudem in den angestrebten Zielen: Während es beim meditativen Prozess der therapeutisch genutzten Achtsamkeit typischerweise darum geht, die aktuellen Gegebenheiten und Wahrnehmungen zu erkennen, anzunehmen und nicht gezielt verändern zu wollen, zielt Hypnose in der Regel auf das Herbeiführen einer gewünschten Veränderung ab (Grover et al., 2018). Dies kann eine gezielt herbeigeführte Entspannung, Ressourcenaktivierung oder Altersregression zur weiteren Bearbeitung eines therapeutischen Aspekts sein. Anders als bei der Achtsamkeit steht weiterhin das Anstoßen von unbewussten Suchprozessen, Herbeiführen korrigierender Erfahrungen oder assoziatives Erleben im Vordergrund und nicht das akzeptierende Annehmen der aktuellen Situation, wie immer sie sich auch darstellt. Das durch suggestive Elemente herbeigeführte Auftauchen von Bildern und Emotionen ist häufig ein Ziel in einer Hypnosesitzung, während es bei der Achtsamkeit ja gerade darum geht, alle Wahrnehmungen, die sich zeigen, kommen und gehen zu lassen und diesen kein Gewicht zu geben. Aufgrund der bestehenden Gemeinsamkeiten von Achtsamkeit und Hypnose gibt es inzwischen Ansätze, diese in einem therapeutischen Konzept der achtsamen Hypnotherapie (»mindful hypnotherapy«) zu kombinieren (Elkins & Olendzki 2019).

1.4.4 Gezielte Anwendung hypnotherapeutischer Sprachmuster

Moderne hypnotherapeutische Sprachmuster zeichnen sich dadurch aus, dass sie Problemlösungen, die bereits im Patienten vorhanden sind, anstoßen sollen. Auf diese Weise wird das Unbewusste dazu angeregt, nach inneren Ressourcen zu suchen und diese dem Patienten zugänglich zu machen. Des Weiteren eignet sich die moderne hypnotherapeutische Sprache besonders gut, um dialektischen Prinzipien gerecht zu werden, da scheinbar widersprüchliche Sachverhalte nebeneinander stehen gelassen werden können. Da in der Trance der kritische Geist ohnehin in den Hintergrund tritt, ist in der Hypnose ein Sowohl-als-auch-Gefühl anstatt des häufigen dichotomen Entweder-oder-Denkens im Wachzustand leichter zu erreichen. Gerade die DBT arbeitet daher sehr viel mit hypnotherapeutischen Sprachmustern, da diese hervorragend geeignet sind, die bei BPS-Patienten so typischen Spannungen mit widersprüchlichen Emotionen, Denkmustern, Wertevorstellungen und Handlungsimpulsen zu verbalisieren. Scheinbare Gegensätze können auf diese Weise gleichzeitig existieren und es geht nicht darum, diese in Frage zu stellen. Als einfaches neutrales Beispiel dafür dienen die folgenden Suggestionen im Rahmen einer Tranceinduktion oder -vertiefung:

»Erlauben Sie sich, Ihren rechten oder linken Arm wahrzunehmen, und vielleicht fühlt er sich ganz leicht an, wie eine Feder … vielleicht aber auch angenehm schwer … und manchmal kann es sein, dass sich der Arm sowohl leicht als auch schwer anfühlt … und dies gleichzeitig wahrnehmbar ist …«

Auf diese Weise kann man verhindern, in einen Teufelskreis mit ungünstigen Bewertungen und schnellen Veränderungswünschen einzusteigen. In den Commitmentstrategien finden sich ebenfalls typische Erickson'sche Sprachmuster wie etwa Stellvertreter oder negative Kommandos. Auf die hypnotherapeutischen Aspekte der Validierungs- und Commitmentstrategien wird in Kapitel 3 näher eingegangen.

1.4.5 Stuhldialoge

Die therapeutische Arbeit mit Stühlen hat sich ursprünglich aus dem Psychodrama nach Jacob L. Moreno (1946) entwickelt und im Verlauf zunächst in der Gestalttherapie durch Fritz Perls sowie der hypnoanalytisch orientierten Ego-State-Therapie nach Helen und John Watkins weitere Anwendung gefunden. Inzwischen werden Stuhldialoge verbreitet und unabhängig vom Therapieverfahren eingesetzt. Dabei kann man unterschiedliche Persönlichkeitsanteile miteinander kommunizieren lassen oder auch reale oder Fantasiefiguren auf einen leeren Stuhl setzen, um einen kreativen Dialog in Gang zu bringen. Die Schematherapie hat die Stuhlarbeit dabei gezielt in ihr Konzept integriert und weist ein besonders strukturiertes Vorgehen auf (Roediger 2009, S. 76 ff.). Auch hier ist es sinnvoll, sich im Klaren darüber zu sein, dass sich Patientinnen zwangsläufig in einem Tranczustand befinden müssen, um die inneren Prozesse zulassen und wahrnehmen zu können. Dass die Schematherapie gezielt für die Behandlung von Patientinnen mit diversen Persönlichkeitsstörungen entwickelt wurde, zeigt, wie hilfreich diese aus der Hypnotherapie stammenden Interventionen gerade bei diesen Patientinnen einzuschätzen sind.

1.4.6 Metaphern, Parabeln und Geschichten

Die Integration von Metaphern, Parabeln und Geschichten während der Trance ist ebenfalls ein Merkmal der modernen Hypnotherapie nach Milton H. Erickson. Auf diese Weise können interne Suchprozesse ausgelöst werden, um den Patienten eine ganz eigene individuelle Suche nach Ressourcen und Lösungsansätzen aufzuzeigen. Auch hier ist anzumerken, dass die DBT sich diese Art der Intervention häufig zunutze macht, um das Commitment zu fördern und sehr rigide Denkmuster zu hinterfragen. Der Ausdruck »aus Zitronen Limonade machen« ist als bekannte DBT-Metapher ein typisches Beispiel für ein Reframing zur Utilisation von Ressourcen. Besonders bekannt ist außerdem die sogenannte Bergmetapher, die dem Patienten deutlich machen soll, dass der Therapeut für ihn ein verlässlicher Begleiter ist, jedoch die Veränderung selbst, also das Besteigen des Berges, für den Patienten nicht übernehmen kann. Ähnlich verhält es sich mit der Fluss-Metapher, die genutzt wird, um das häufige Ungerechtigkeitserleben von BPS-Patienten zu validieren. Hier wird die Situation des Patienten mit einer Person verglichen, die durch jemand anderen in einen tiefen Fluss gestoßen wird und nun mit eigener Kraft ans Ufer schwimmen muss. Dieses Bild soll deutlich machen, dass dem Patienten nichts anderes übrigbleibt, als in der Therapie hart zu arbeiten, auch wenn er für viele seiner Probleme nichts kann und er sich die schwierige Situation, in der er sich befindet, nicht selbst ausgesucht hat.

1.5 Hypnotherapeutische Behandlungsansätze der BPS

Ein störungsspezifisches hypnotherapeutisches Behandlungsmanual zur Behandlung der BPS existiert bislang nicht. In der Literatur finden sich zur Behandlung von BPS-Patientinnen eine Reihe von Fallbeispielen sowie therapeutische Ansätze, in denen insbesondere hypnoanalytische Interventionen beschrieben werden. Dabei spielt vor allem die Arbeit mit Introjekten eine Rolle (s. dazu auch Kapitel 4.5). Die von Helen und John Watkins etablierte Ego-State Therapie basiert auf psychoanalytischen Theorien, die mit hypnotherapeutischen Techniken kombiniert werden und u. a. für die Behandlung von Posttraumatischen Belastungsstörungen und BPS eingesetzt wird (Watkins & Watkins 2012). In der originär deutschsprachigen Literatur finden sich z. B. ein behavioraler Ego-State-Therapieansatz für die Behandlung von BPS (Trautmann 2017) sowie ein hypnoanalytisches Vorgehen (Zindel 2015), die im Folgenden kurz dargestellt werden.

1.5.1 Behavioraler Ego-State-Therapieansatz

Einen hypnotherapeutischen Ansatz im Sinne einer behavioralen Ego-State-Therapie wurde von Trautmann (2017) für die Behandlung von Borderline-Patientinnen beschrieben. Der Autor betont, dass es sich dabei nicht um ein eigenständiges Therapiekonzept handelt, sondern die beschriebenen Interventionen integrativ neben etablierten Verfahren, insbesondere der DBT, eingesetzt werden können. Auch hier wird betont, dass die Patientinnen für die beschriebenen Interventionen eine ausreichende Stabilität mitbringen müssen. Dabei steht das Thema der Introjektion im Vordergrund, nämlich die Identifikation und der Umgang mit Täterintrojekten, die häufig eine Rolle für die Selbstabwertung von BPS-Patientinnen spielen. Die Patientinnen sollen dabei ihre unterschiedlichen Anteile der Persönlichkeit, die sogenannten »Ego-States« kennenlernen und differenzieren, wo sich dysfunktionale, aber eben auch hilfreiche Persönlichkeitsanteile finden. Im Prinzip geht es darum, aufzudecken, dass die Selbstabwertungen einst durch Täter von außen eingegeben worden sind und schließlich von den Patientinnen selbst nicht mehr hinterfragt, sondern als »wahr« erlebt werden. Die Identifikation von Täterintrojekten soll den Patientinnen helfen, gegenüber den abwertenden Kognitionen Distanz zu schaffen und Reflexion zu ermöglichen. Die Existenz unterschiedlicher Ego-States hilft weiterhin zu verstehen, weshalb BPS-Patientinnen häufig entgegengesetzte Emotionen und Kognitionen gleichzeitig spüren können, die zuweilen sehr verwirrend sein können. In diesem Ansatz wird auch beschrieben, wie sich die Arbeit mit Ego-States für die Bearbeitung von dysfunktionalen Verhaltensweisen und von chronischer Suizidalität nutzen lässt (s. Kapitel 4.6.2 und 6.1).

1.5.2 Hypnoanalytischer Ansatz

Zindel (2015) beschreibt mit seiner Strategie einen hypnoanalytischen Ansatz, der als »Methode der aktiven Introjektion des Therapeuten« bezeichnet wird, der ressourcenorientierte und analytische Konzepte kombiniert. Dabei werden zunächst ausführlich die Grenzen in der Anwendung beschrieben, zudem wird auf die Notwendigkeit einer ausreichenden Ich-Stärke sowie Introspektionsfähigkeit hingewiesen. Die Methode der aktiven Introjektion des Therapeuten in Hypnose wird anschließend sehr konkret in sechs Schritten etabliert, die sich in Induktion, hypnotischen Traum, Einbringen eines symbolisierten Therapeuten, Identifikation mit dem Therapeuten als Symbol, Aktionsweisen des introjizierten Therapeuten und Abschluss der Sitzung aufteilen. Im Prinzip geht es um ein einsichtsorientiertes Verfahren, um korrigierende Erfahrungen von Nähe, Zugewandtheit und Vertrauen zu ermöglichen, was nachfolgend eine Aktivierung eigener Stärken und Ressourcen auslöst (Zindel, 2015). Das beschriebene Verfahren erfordert ein ausgesprochen hohes Maß an Erfahrung und Intuition auf Seiten des Therapeuten sowie eine ausreichend und tragfähige therapeutische Beziehung und Stabilität des Patienten. Es ist weder zur Krisenintervention noch zur Bearbeitung schwerer dysfunktionaler Verhaltensweisen oder suizidalen Zuständen geeignet.

1.6 Einfluss von Hypnose auf die allgemeinen Wirkfaktoren der Psychotherapie

Die Wirksamkeit von Psychotherapie ist inzwischen seit vielen Jahren durch hochwertige klinische Studien empirisch belegt. Als schulenübergreifende Wirkfaktoren werden dabei fünf zentrale Aspekte angesehen, die der Psychotherapieforscher Klaus Grawe herausgearbeitet hat und die allgemein anerkannt sind (Grawe 1995):

- Therapeutische Beziehung
- Ressourcenaktivierung
- Problemaktualisierung

- Problembewältigung
- Motivationale Klärung

Jede Hypnotherapeutin weiß, wie gut man mit Hypnose auf all diese Faktoren gezielt Einfluss nehmen kann. Die therapeutische Beziehungsgestaltung spielt gerade bei Patientinnen mit interaktionellen Störungen zur Verbesserung der psychischen Beschwerden eine herausragende Rolle. Es haben sich daher bereits mehrere Konzepte für eine gezielte Beziehungsgestaltung etabliert, wozu neben den Validierungs- und Commitmentstrategien der DBT z.B. auch die komplementäre Beziehungsgestaltung nach Sachse gehört (Breil & Sachse 2018). In Kapitel 3 wird ausführlich beschrieben, inwiefern sich hypnotherapeutische Interventionen für eine gezielte Beziehungsgestaltung nutzen lassen. Dabei wird auch auf die psychischen Grundbedürfnisse eingegangen, deren Befriedigung besonders gut zur Gestaltung der Beziehung herangezogen werden kann.

Die Ressourcenaktivierung ist letzten Endes das Werkzeug der modernen Hypnotherapie nach Erickson schlechthin. In Trance lassen sich vergessene oder verdrängte Talente und Fähigkeiten wieder entdecken und in einem geschützten Rahmen ausprobieren. Auch für eine gezielte Problemaktivierung und Problembewältigung eignet sich Hypnotherapie naturgemäß hervorragend, da problematische Situationen gezielt in Trance erlebt werden können und der veränderte Bewusstseinszustand dabei hilft, Lösungswege und alternative Verhaltensweisen zu finden, auf die die Betroffenen im normalen Wachzustand keinen Zugriff haben. Des Weiteren können hypnotherapeutische Strategien auch für die motivationale Klärung einen großen Beitrag leisten. In Trance können unbewusste Motive und aufrechterhaltende Kognitionen zuweilen leichter benannt werden und so zur Erarbeitung des Störungsmodells beitragen. In diesem Zusammenhang sei erwähnt, dass sich auch bei der Erstellung einer Verhaltensanalyse Patientinnen mitunter in einem leichten Trancezustand befinden, wenn sie sich die entsprechende Situation noch einmal konkret vor Augen halten, um ihre Reaktionen auf emotionaler, kognitiver, somatischer und Verhaltensebene spüren zu können.

KAPITEL 2

Besonderheiten in der Hypnoseanwendung bei BPS

Die Zurückhaltung in der Anwendung von Hypnose bei BPS mag u.a. daher rühren, dass sich Behandler oft nicht sicher sind, ob ihre Patienten ausreichend »stabil« für eine Hypnosesitzung sind. Schließlich wird in der Literatur, wie bereits erwähnt, immer wieder darauf hingewiesen (Zindel 2015; Trautmann 2017; Kossak 2013). Vielleicht schwingt auch die Sorge mit, die Kontrolle in der Hypnose über schwieriges inhaltliches Erleben verlieren zu können, wenn die Patienten durch Assoziationen abdriften sollten. Die komplexe Symptomatik der BPS erfordert in der Tat, sich über die Indikation, Beziehungsgestaltung und Aufklärung über Hypnose ganz besonders im Klaren zu sein, bevor man mit einer formalen Hypnose bei einem BPS-Patienten loslegt. In diesem Kapitel wird beschrieben, welche Besonderheiten bei emotional-instabilen Patienten zu beachten sind, um beurteilen zu können, mit welchen hypnotherapeutischen Strategien zielführend gearbeitet werden kann. Dadurch soll auch deutlich werden, wie vielseitig hypnotherapeutische Techniken als Interventionsmöglichkeit bei jeglichem Störungsgrad der BPS eingesetzt werden können. Neben der formalen Arbeit mit Hypnose bieten sich dabei auch informale Trancen sowie hypnosystemische Kommunikation an, Letztere eben gerade bei Patienten, die sich häufig krisenhaft präsentieren.

2.1 Einschätzen der allgemeinen Stabilität

Das Erzeugen von formalen und tiefen Trancen erfordert ein ausreichendes Maß an psychischer und emotionaler Stabilität, um damit zielführend arbeiten zu können und die Patientinnen nicht zu überfordern. Hypnotherapeutische Kommunikation jedoch kann grundsätzlich in allen therapeutischen Situationen genutzt werden, d. h. auch bei ausgeprägten suizidalen Krisen mit der Notwendigkeit einer Zwangseinweisung und -behandlung (s. Kapitel 6.2). Es geht also eher um die Frage, wann man sich welcher Form hypnotherapeutischer Strategie sinnvollerweise bedienen kann. Um einzuschätzen, bei welchen Patientinnen sich welche Interventionen eignen, kann man sich an der Ich-Struktur, dem Anspannungs- und Dissoziationsniveau, dem therapeutischen Setting und individuellen Vorerfahrungen orientieren. Im Folgenden werden diese Aspekte genauer erläutert, um den Behandlerinnen ausreichend Material an die Hand zu geben, auf deren Grundlage sie eine angemessene Entscheidung über die Anwendung hypnotherapeutischer Strategien treffen können.

2.1.1 Ich-Struktur-Niveau

Die Einschätzung des Ich-Struktur-Niveaus, wie es in der psychodynamischen Psychotherapie üblich ist, eignet sich besonders gut, um zu beurteilen, welche hypnotherapeutischen Techniken bei einem Patienten angezeigt sind. Zum ersten Mal wurde dieses Vorgehen – auch als »Strukturbezogene Hypnotherapie« bezeichnet – in dem hypnotherapeutischen Depressionsmanual von Wilhelm-Gößling et al. (2020) beschrieben. Die Autoren orientieren sich dabei an der Ich-Struktur gemäß OPD-2 und beschreiben die Fähigkeiten bzw. Einschränkungen der Ich-Funktionen bei guter bzw. schwächerer Ich-Struktur. Dabei zeigt sich, dass Patienten mit schwacher Ich-Struktur einen deutlich haltgebenderen und aktiveren Therapeuten benötigen als Patienten mit guter Ich-Struktur. Auf eine besonders hohe Transparenz hinsichtlich des geplanten Vorgehens ist ebenso zu achten wie auf klarifizierende Suggestionen und Interventionen.

Dies bedeutet auch, darauf zu achten, keine zu langen Sprechpausen einzulegen, eher konkrete Vorgaben in Form von direkten Suggestionen zu machen und bei der Nutzung des VAKOG-Modells besonders klar die Sinnesebenen zu beschreiben (Wilhelm-Gößling et al. 2020). Die im Verlauf dieses Kapitels dargestellten Aspekte sind umso stärker zu berücksichtigen, je schwächer die Ich-Struktur des Patienten ausgeprägt ist.

2.1.2 Suggestibilität und Dissoziationsneigung

Es kann als gesichert gelten, dass BPS-Patientinnen eine höhere Dissoziationsneigung als der Durchschnitt der Allgemeinbevölkerung aufweisen. Studien zeigen, dass etwa zwei Drittel aller BPS-Patientinnen von dissoziativen Symptomen betroffen sind (Korzekwa & Dell 2009). Diese Phänomene können auf diverse zugrundeliegende Belastungsfaktoren wie psychische und physische Vernachlässigung in der frühen Kindheit, Missbrauchserfahrungen und andere traumatisierende Ereignisse zurückgeführt werden. Da es sich bei dissoziativen Phänomenen um tranceartige Zustände handelt, kann das Ausmaß der Dissoziationsneigung Anhaltspunkte dafür liefern, wie intensiv die Patientinnen auf eine Hypnoseinduktion reagieren könnten. Einerseits ist eine hohe Dissoziationsfähigkeit für die Induktion tiefer Trancen eine gute Voraussetzung, gleichzeitig bedarf es bei sehr belasteten Patientinnen dann einer besonders wachsamen und engmaschigen Begleitung, um etwa ein Entspannungserleben zu ermöglichen oder eine Ressource aufzubauen. Grundsätzlich ist es hilfreich, sich klarzumachen, dass die Fähigkeit zu einem ausgeprägten Tranceerleben eine hilfreiche Ressource für jede Patientin darstellt, die man sorgfältig in die Behandlungsplanung einbeziehen sollte.

2.1.3 Anspannungsniveau

Das individuelle Ausmaß der Anspannung lässt sich für die akute Behandlungssituation als guter Wegweiser nutzen, um zu entscheiden, welche hypnotherapeutischen Interventionen in der aktuellen

Situation hilfreich sein können. Bei einem extrem hohen Anspannungslevel wird es kaum nützlich sein, mittels einer formalen Hypnose belastende regressive Begebenheiten zu bearbeiten, sondern es ist sicherlich angemessener, zunächst die Regulation der Anspannung in den Fokus zu nehmen. Weiterhin sollte man sich darüber im Klaren sein, dass hohe Anspannungszustände die dissoziative Neigung erhöhen, was wiederum häufig mit Spontantrancen einhergeht. Hier muss dann entschieden werden, ob sich eine spontan eingestellte Trance ggf. zur hypnotherapeutischen Intervention einer Krise nutzen lässt (s. dazu ein Fallbeispiel in Kapitel 5.4) oder aktiv durch Anti-Dissoziationstechniken unterbrochen werden sollte, um Dissoziationen nicht weiter zu verstärken. Bei Patienten mit anhaltend hohen Anspannungszuständen sind eher direktive und haltgebende Suggestionen hilfreich, während bei Patienten, die ihre Anspannung schon recht gut regulieren können, ggf. auch Interventionen zur Initiierung von inneren Suchprozessen geeignet sein können.

2.1.4 Therapeutisches Setting

Das therapeutische Setting hat verständlicherweise erheblichen Einfluss darauf, mit welcher Art von Hypnose gearbeitet werden kann. Im ambulanten Rahmen ist zu berücksichtigen, dass die Patientinnen hinterher wieder sicher nach Hause kommen müssen und im Alltag Funktionsfähigkeit benötigen. In einem teil- oder vollstationären Setting kann im Anschluss sichergestellt werden, dass sich die Patientinnen ausruhen und unter Beobachtung bleiben, sodass etwaige Nebenwirkungen von Hypnosen im Auge behalten werden können. Insbesondere Kreislaufprobleme bereiten gelegentlich Schwierigkeiten, zudem kann starkes emotionales Erleben eine Nachbetreuung erfordern. Ich habe jedoch bei hypnotherapeutischen Interventionen unerwünschte Nachwirkungen selten erlebt, sie sind nicht öfter aufgetreten als bei anderen psychotherapeutischen Vorgehensweisen, wie etwa bei Expositionen im Rahmen von Konfrontationsverfahren.

2.1.5 Vorerfahrungen des Patienten

Ein weiterer wichtiger Punkt, der einen Anhaltspunkt darüber gibt, in welcher Art und Weise formale Hypnose bei einem BPS-Patienten eingesetzt werden kann, sind entsprechende Vorerfahrungen mit Hypnose. Interessanterweise haben eine Reihe von BPS-Patienten bereits Hypnosesitzungen absolviert, was oft erst auf aktives Nachfragen berichtet wird. Möglicherweise spielt hier die Angst mancher Patienten eine Rolle, von ihren akademisch ausgebildeten Therapeuten abgewertet zu werden, wenn sie über eine Hypnosebehandlung berichten. Hier ist es wichtig, genau nachzufragen, welche Erfahrungen sie dabei gemacht haben und um welche Therapeuten es sich gehandelt hat, um ggf. Missverständnisse aus dem Weg zu räumen.

Viele BPS-Patienten haben zudem Erfahrungen mit Achtsamkeits- und Imaginationsübungen gemacht, nach denen man fragen kann, um zu eruieren, wie diese zufällig entstandenen Trancezustände erlebt wurden. Anhand dessen lässt sich ganz gut erklären, wie sich Tranceerleben anfühlt, wenn man die Patienten über den Einsatz von formaler Hypnose aufklärt.

2.2 Aufklärung über Hypnose

In der Regel sind Patientinnen gegenüber der Anwendung von Hypnose recht aufgeschlossen und neugierig. Aus hypnotherapeutischer Sicht ist es hilfreich, diese Neugierde und die meist sehr positive Erwartungshaltung im Sinne einer positiven sich selbst erfüllenden Prophezeiung zu nutzen. Diesen Placebo-Effekt kann man im Rahmen der Aufklärung weiter bahnen, indem durch transparentes Beschreiben dessen, was die Patientin in der Trance erwartet, der Rapport und das allgemeine Vertrauen in die Therapeutin weiter gestärkt werden. Es versteht sich von selbst, dass gerade BPS-Patientinnen, die bereits ungünstige therapeutische Erfahrungen hinter sich haben, eine besonders zugewandte und ausführliche Aufklärung benötigen, wenn mit formaler Hypnose gearbeitet werden soll. Im Folgenden werden wichtige Aspekte beschrieben, die man bei der Anwendung von formaler Hypnose bei BPS berücksichtigen sollte.

2.2.1 Ist der Patient wirklich bereit für die Hypnose?

Manche Patienten haben Schwierigkeiten damit, gut gemeinte Vorschläge ihres Therapeuten abzulehnen, weil sie Angst vor Ablehnung haben. Jeder Therapeut sollte daher vor Anwendung einer Hypnose ausschließen, dass der Patient eventuell nur in die Intervention einwilligt, um dem Therapeuten zu gefallen. Bei sehr misstrauischen und zurückhaltenden Patienten sollte man daher mit der Anwendung von formalen Trancen zurückhaltend sein, bis die therapeutische Beziehung ausreichend stabil ist, um transparent klären zu können, ob eine vom Therapeuten als zielführend angesehene Hypnose vom Patienten auch ehrlich angenommen werden kann.

2.2.2 Was erwartet die Patientin in der Hypnose?

Der Patientin muss genau erläutert werden, was sie in der Hypnose erwartet. Dabei kann ggf. auf individuelle Vorerfahrungen zum Vergleich zurückgegriffen werden. Da die meisten BPS-Patientinnen bereits Erfahrungen mit Achtsamkeit und meditativen Techniken haben, nutze ich dies gerne, um eine Vorstellung davon zu geben, wie sich ein Tranceerleben anfühlen kann. An diesem Punkt ist es besonders wichtig, über falsche Vorstellungen und »Mythen« der Hypnose aufzuklären.

Betonen der Wahlfreiheit und der Kontrolle in der Hypnose

Es ist essentiell, dem Patienten zu versichern, dass nichts gegen seinen Willen geschieht, zu betonen, dass er in der Hypnose frei sprechen kann, und ihn zu bitten, sich jederzeit zu äußern, wenn sich etwas unangenehm anfühlt oder er die Hypnose beenden möchte. Diese Hinweise sind besonders wichtig, da die Vorstellung von einem vollkommenen Kontrollverlust in der Hypnose unter Patienten immer noch sehr verbreitet ist. Als Beispiel sage ich dann in der Regel: »Sie können die Hypnose von sich aus jederzeit beenden, indem sie einfach die Augen aufmachen. Und dann können Sie auch einfach aufstehen und weggehen, wenn Ihnen danach ist.« Zur Demonstration stehe ich dann tatsächlich selbst von meinem Stuhl auf, um es im Sinne des Lernens am Modell einmal »vorzuleben«.

Es ist mir zudem einige Male passiert, dass Patienten nach einer Hypnose von unangenehmen körperlichen Empfindungen wie Kribbeln berichtet haben, sie sich jedoch nicht getraut hatten, sich während der Hypnose zu bewegen, in der Sorge, das Tranceerleben dadurch »kaputt zu machen«. Aus diesem Grunde betone ich in der Aufklärung immer, dass sich die Patienten jederzeit bewegen können, wenn sie sich anders positionieren wollen, und sie keine unangenehmen Empfindungen »aushalten« sollen. Dies ist insbesondere bei Patienten mit viel Achtsamkeitserfahrung wichtig, da es in diesen Übungen ja mitunter darum geht, unangenehme Körperempfindungen wahrzunehmen und gleichzeitig nicht darauf zu reagieren.

Erleben von Unwillkürlichkeit und Demonstration von Trancephänomen

Natürlich auftretende Trancephänomene, die unwillkürlich in Hypnose entstehen, werden in wenig seriösen Berichterstattungen über Hypnose in öffentlichen Medien mitunter als Verlust von Kontrolle über eigenes Verhalten, Gedanken oder Emotionen fehlgedeutet. Es ist daher bedeutsam, über das Thema Kontrolle und Kontrollverlust in der Hypnose ausführlich aufzuklären. Mir ist immer wichtig, dass die Patientinnen verstehen, dass es in der Trance darum geht, Dinge geschehen und sich entwickeln zu lassen, da dies für die Aktivierung innerer Ressourcen entscheidend ist. Dabei steht das Erleben unwillkürlicher Wahrnehmungen und Reaktionen im Vordergrund. Hier kann es hilfreich sein, durch ein einfaches und neutrales Beispiel deutlich zu machen, was damit grundsätzlich gemeint ist. Ich nutze dazu meist die »Zitronenübung«, indem ich während des Erzählens das Bild einer saftigen und quietschgelben Zitrone schildere, die man in der Mitte durchschneidet und in die man dann herzhaft hineinbeißt. Die physiologischen Reaktionen wie Speichelfluss und das Wahrnehmen eines sauren Geschmacks können anschließend transparent als unwillkürliche Reaktionen erläutert werden. Auf diese Weise bekommt man auch einen Hinweis darauf, wie suggestibel die Patientin ist und auf welchen Ebenen suggestive Elemente gut einsetzbar sind. Je nachdem, welchen Patientinnentyp ich vor mir habe, führe ich gelegentlich auch einen Suggestibilitätstest in Form einer kleinen Fantasiereise zu einem schönen Urlaubsort durch oder mache eine kleine ideomotorische Übung, um Trancephänomene zu demonstrieren. Die ideomotorischen Bewegungen des Arms, die »wie von selbst geschehen«, können dann transparent als Erleben von Unwillkürlichkeit besprochen werden, um das Prinzip von Hypnose zu verdeutlichen. Jede Patientin kann dann auch nachvollziehen, dass sie diesen Prozess jederzeit willentlich unterbrechen könnte, indem sie den Arm einfach bewusst anders bewegt oder bei einer Fantasiereise die Augen aufmacht und den Suggestionen der Therapeutin nicht weiter folgt. Dass die Anwendung von Hypnose und Hypnotherapie letzten Endes zum Ziel hat, wieder selbst Kontrolle zu gewinnen, kann man auch gut am Beispiel der Raucherentwöhnung beschreiben, da die meisten Patientinnen schon mal davon gehört haben (s. auch S. 146).

Vorbereiten auf Dialoge in Trance

Weiterhin ist es wichtig, den Patienten darauf vorzubereiten, dass der Therapeut während der Hypnose immer mal wieder nachfragt, wie es ihm gerade geht und wo er sich in seinem inneren Erleben befindet. Dies muss dann natürlich auch entsprechend geschehen und soll die Verlässlichkeit des Therapeuten untermauern, was zu einer positiven Beziehungserfahrung in der Trance beiträgt. An dieser Stelle ist es wichtig zu betonen, dass der Patient in der Hypnose frei sprechen kann, da manche Menschen die Vorstellung hegen, sich in einer Hypnose nicht äußern zu können.

2.2.3 Stopp-Signal vereinbaren

Um Patientinnen das Gefühl von Kontrolle über die Hypnose zu geben, ist es mitunter sinnvoll, vorher ein individuelles Stopp-Signal zu vereinbaren. Dies kann ein klares verbales Signal sein, z. B. ein »Stopp« oder »Halt« durch die Patientin. Auch nonverbale Signale können vereinbart werden, insbesondere da das Sprechen in der Trance manchen Patientinnen etwas schwererfällt als im Wachzustand. Dies kann z. B. ein Heben der Hand sein oder ein Kopfschütteln, um der Therapeutin zu signalisieren, dass die Patientin die

Hypnose als unangenehm erlebt und diese beenden möchte. In der Ideomotorik erfahrene Therapeutinnen können auch ein entsprechendes ideomotorisches Signal mit der Patientin besprechen und etablieren.

2.2.4 Neurobiologische Informationen über Hypnose

Ob und inwieweit man die neurobiologischen und -physiologischen Aspekte von Hypnose beschreibt, mache ich davon abhängig, welchen Patiententyp ich vor mir habe. Sehr verkopften und gegenüber Hypnose eher skeptischen Patienten kann es helfen, Hypnose als ein wissenschaftlich anerkanntes und nachgewiesenermaßen wirksames Verfahren zu verstehen, was den Effekt der Hypnosebehandlung günstig beeinflussen wird. Haben Patienten von vornherein Vertrauen in die Hypnose als ein »magisch-mystisches« Verfahren, stelle ich sicher, dass es keine unerfüllbaren Erwartungen an die Behandlung gibt, halte mich dann jedoch mit wissenschaftlichen Erkenntnissen zurück, um die individuelle Vorstellung des Patienten nicht unnötig zu torpedieren, die für den Therapieerfolg ja mit eine Rolle spielt.

2.2.5 Nebenwirkungen von Hypnose

Selbstverständlich gehört zu einer vollständigen Aufklärung auch dazu, mögliche Nebenwirkungen einer Hypnosesitzung offen zu besprechen, um Überraschungen vorzubeugen. Dies ist besonders bei misstrauischen Patientinnen wichtig, insbesondere wenn in der Vorgeschichte unangenehme therapeutische Erfahrungen gemacht wurden. Meiner Erfahrung nach lässt sich durch die Aufklärung über mögliche Nebenwirkungen die therapeutische Beziehung auch stärken, da sich die Patientinnen ernst genommen fühlen und sie dazu ermutigt werden, bestehende Befürchtungen oder Fragen zur Hypnose zu benennen.

Je nach Tiefe einer Trance können vorübergehende Kreislaufprobleme oder Schwindelerleben auftreten, die in der Regel jedoch nur kurz andauern. Die Patientinnen sollten daher darauf vorbereitet werden, dass sie eventuell ein paar Minuten zur Reorientierung oder zur Stabilisierung des Kreislaufs benötigen. In solchen Fällen ist es hilfreich, die Patientinnen zunächst die Arme und Beine im Sitzen bewegen, die Fäuste ballen, Schultern kreisen und den Kopf hin und her bewegen zu lassen. Danach kann man die Patientinnen bitten, aufzustehen und ein wenig im Raum auf und ab zu laufen, sich zu strecken, den Blick in die Ferne zu richten und einige aktivierende Übungen wie z. B. Einbeinstand oder Treppenlaufen durchzuführen. In der Regel mache ich die Übungen alle mit, da es sich für die Patientinnen angenehmer anfühlt. Es ist hilfreich, deutlich zu machen, dass dies normale Phänomene nach einer Trance darstellen können, die gelegentlich auftreten. Da sich BPS-Patientinnen häufig minderwertig fühlen, ist dies besonders wichtig, da sich sonst ggf. schnell das Gefühl einstellt, etwas falsch gemacht oder in der Hypnose versagt zu haben.

Zur Aufklärung gehört auch, auf eine mögliche Einschränkung der Fahrtauglichkeit nach einer Hypnose hinzuweisen, sodass genügend Zeit eingeplant werden muss, um nach der Sitzung wieder den alltäglichen Aktivitäten nachgehen zu können oder – falls dies nicht vermeidbar ist – zu arbeiten.

Wie bei jeder Psychotherapie muss darüber aufgeklärt werden, dass es grundsätzlich auch bei sorgfältiger und fachgerechter Durchführung einer Hypnosesitzung zum Auftauchen unerwünschter Emotionen und Erlebnisse kommen kann. Zum Umgang mit unerwünschten Reaktionen in der Hypnose s. Kapitel 4.10.

2.2.6 Amnesie

Viele Patienten fragen sich im Vorfeld, ob sie sich wohl nach einer Sitzung noch an den Inhalt der Hypnose erinnern werden. Diesen Aspekt sollte man immer besprechen, auch wenn die Patienten nicht danach fragen. Hierzu ist zu sagen, dass sich die allermeisten Patienten an den Inhalt der Sitzung erinnern, es aber auch gelegentlich vorkommt, dass dies nicht der Fall ist. Die beabsichtigte Induktion einer Amnesie durch den Therapeuten ist ohnehin umstritten und für Patienten mit schwacher Ich-Struktur definitiv nicht zu empfehlen

(Wilhelm-Gößling et al. 2020). Ich persönlich induziere grundsätzlich keine Amnesien und würde bei BPS-Patienten auch im Sinne des transparenten Vorgehens davon abraten. Besteht die Sorge, dass belastende und möglicherweise überfordernde Erinnerungen auftauchen, ist es sinnvoll, vorab eine Tresorübung mit dem Patienten zu besprechen und diese dann ggf. in die Trance mit dem unerwünschten Erinnerungsmaterial einzubauen.

2.3 Besonderheiten in der Gestaltung formaler Hypnosen bei BPS

Bei BPS-Patienten sollten bei der Durchführung von formalen Trancen einige Aspekte besondere Beachtung finden, die im Folgenden beschrieben werden.

2.3.1 Geeignete Hypnoseinduktionen bei Patienten mit BPS

Welche Hypnoseinduktion sich bei welchem Patienten eignet, ist von mehreren Faktoren abhängig und natürlich auch von den Erfahrungen und Vorlieben des Behandlers. Wie von Wilhelm-Gößling et al. (2020) beschrieben, ist es hilfreich, sich bei der Auswahl der Hypnoseinduktion an der Ich-Struktur der Patientin zu orientieren. Meiner Erfahrung nach ist ein Atempacing für viele BPS-Patientinnen recht angenehm und auch für die Vertiefung geeignet. Gerade Patientinnen, die bereits Erfahrung mit Achtsamkeit haben, kommen mit dem Atempacing in der Regel gut klar. Sollte der Fokus auf die Atmung Probleme bereiten, kann man prüfen, ob eine Fokussierung auf andere Bereiche des Körpers in Frage kommt, z. B. das Spüren der Sitzfläche oder der Kontakt der Füße mit dem Boden. Auch ideomotorische Techniken wie das Induzieren einer Armlevitation können geeignet sein. Patientinnen, die Erfahrung mit Autogenem Training haben, fühlen sich möglicherweise gut aufgehoben, wenn sie einen Arm ausstrecken und dann eine Armschwere suggeriert wird, die in die Trance führt. Eine besonders angenehme Form, in die Hypnose zu gelangen, ist das Schaukeln, bei dem die Patientin den Oberkörper leicht von einer Seite zur anderen bewegt und auf diese Weise hin und herschwingt (s. Kapitel 4.9.3). Zu Bedenken ist, dass dieses Vorgehen regressives Erleben fördert.

Die Möglichkeit, scheinbar gegensätzlichen Bedürfnissen der Patientin entgegenzukommen, sollte bereits bei der Induktion berücksichtigt werden. Gerade Patientinnen, die sich Halt wünschen und gleichzeitig ihre Autonomie wahren wollen, kommt man mit hypnotherapeutischer Sprache sehr entgegen. Für die Induktion bei eher instabilen Patientinnen kann man direkte Suggestionen gut mit sogenannten »Weichmachern« (s. Kapitel 3.1.3) kombinieren, sodass die Worte der Therapeutin in Verbindung mit einer ruhigen und mitfühlenden Stimme nicht als befehlend oder kontrollierend erlebt werden:

»Sie können nun immer weiter in die Trance hineingehen … und erleben, wie angenehm sich dies anfühlt … Vielleicht merken Sie schon, wie sich Ihr Atem ein wenig vertieft hat und nun immer ruhiger und gelassener wird …«

Als ungeeignet sind Konfusions- und Faszinationstechniken anzusehen, und auch mit der Anwendung der klassischen Blickfixation sollte man zurückhaltend sein, da diese das hierarchische Gefälle zwischen Patientin und Behandlerin sehr stark betonen und zudem das Risiko besteht, als recht unangenehm erlebt zu werden. Auch mit Zähltechniken zur Vertiefung der Trance bin ich bei BPS-Patientinnen zurückhaltend, da ich schon mehrfach erlebt habe, dass dies unangenehme Erinnerungen an Situationen hervorruft, in denen die Patienten früher bestraft worden sind. Beim Benutzen von Fahrstuhlmetaphern zur Vertiefung sollte ausgeschlossen werden, dass sich Patienten unangenehm eingeschlossen fühlen könnten oder traumatisches Wiedererleben gefördert wird.

2.3.2 Mit offenen oder geschlossenen Augen?

Viele Patienten – und mitunter auch Therapeuten – hegen die Vorstellung, nur mit geschlossenen Augen »so richtig« in Hypnose gehen zu können. Dies ist jedoch eine Fehlannahme, denn auch mit offenen Augen lassen sich tiefe Trancen erzeugen, mit denen man hervorragend therapeutisch arbeiten kann. Insofern ist es gerade bei der Arbeit mit BPS-Patienten hilfreich, diese Möglichkeit bei der Anwendung von Hypnose in Betracht zu ziehen und anzubieten. Dies kommt weiterhin dem Wunsch nach spürbarer Kontrolle vieler Patienten sehr entgegen. Meiner Erfahrung nach können sich Patienten nach den ersten Sitzungen im Verlauf einer Behandlung schließlich auch darauf einlassen, die Augen zu schließen. Hier helfen die wohlwollenden indirekten Formulierungen hypnotherapeutischer Sprachmuster, die dem Patienten immer wieder versichern, dass es ihm obliegt zu entscheiden, ob und wann er die Augen schließt, oder sie auch zwischendurch öffnen kann, wenn ihm danach ist.

»Und schauen Sie nun, wie es sich für Sie anfühlt, mehr und mehr in Trance zu gehen … Vielleicht möchten sich früher oder später die Augen schließen, vielleicht ist es auch angenehmer, die Augen offen zu halten … Alles ist in Ordnung, so wie es gerade ist … und erlauben Sie sich zu spüren, was sich gerade angenehm für Sie anfühlt … Und auch wenn sich die Augen geschlossen haben, so können Sie sie jederzeit wieder öffnen, wenn es sich richtig anfühlt …«

Ein Fallbeispiel für eine formale Hypnose mit offenen Augen findet sich in Kapitel 4.5.1.

2.3.3 Wo »darf« die Therapeutin sitzen?

BPS-Patientinnen sind – insbesondere zu Beginn einer Therapie – ihrer Therapeutin gegenüber oft ausgesprochen misstrauisch, weswegen sich die Vorstellung, jemandem mit geschlossenen Augen gegenüberzusitzen und von demjenigen auch noch genau beobachtet zu werden, sehr aversiv anfühlen kann. Insofern ist es hilfreich, die Patientin zu fragen, ob die Position der Therapeutin für sie stimmig ist oder sie sich einen weiteren oder näheren Abstand wünscht. Gelegentlich gibt es auch Patientinnen, die es als peinlich erleben, beobachtet zu werden, wenn sie in Trance gehen. In solch einem Fall kann man überlegen, ob man sich als Therapeutin abwendet, wenn die Situation und Stabilität der Patientin dies zulassen. In einem solchen Setting gehen natürlich viele wichtige Informationen über den Zustand der Patientin verloren. In solch einem Fall bietet es sich an, zunächst mit einer kurzen Trance zu starten, um das Vertrauen im Verlauf soweit aufzubauen, dass sich die Patientin in Folgesitzungen von ihrer Therapeutin im hypnotischen Zustand beobachten lassen kann.

2.3.4 Immer wissen, wo sich der Patient gerade befindet!

Viele Hypnosen werden als reine Suggestionshypnosen durchgeführt, insbesondere um Entspannungserleben zu fördern oder eine Ressource zu aktivieren. Insbesondere bei der Arbeit mit BPS-Patienten oder anderen Patienten mit traumatisierenden Erlebnissen ist zu berücksichtigen, dass den gegebenen Suggestionen, und seien sie noch so sorgfältig ausgewählt und vermeintlich auf den Patienten abgestimmt, nicht immer gefolgt werden kann. Es ist daher wichtig, gezielt nachzufragen, wo sich die Patienten im inneren Erleben gerade befinden. Der Therapeut sollte daher auch genau auf Körpersignale wie etwa schnellere Atmung, unruhige Motorik oder entsprechende verbale Geräusche achten, die Hinweise darauf geben könnten, dass sich die Patienten möglicherweise nicht wohlfühlen und in ein unangenehmes Erleben abgerutscht sind. Es ist daher wichtig, auch bei kleinen und »unspektakulären« Hypnosen eines Wohlfühlortes immer zu wissen, wo sich die Patienten gerade befinden. Dies kann im direkten Dialog geschehen oder auch durch nonverbale Signale wie Nicken oder Kopfschütteln auf entsprechendes Nachfragen eruiert werden.

2.3.5 Die Trancetiefe gezielt beeinflussen

Als Hypnotherapeutinnen arbeiten wir gezielt mit Trancezuständen, machen uns darüber Gedanken, ob wir eher mit flacher oder tiefer Trance arbeiten möchten und welche Trancetiefe zu unseren Patientinnen passt. Patientinnen haben häufig die Vorstellung, dass man in einer Hypnose »so richtig tief in Trance« gehen müsse und sich gar nicht mehr daran erinnert, was man so erlebt. Dies ist auch eine von vielen Fehlannahmen, die durch unseriöse Berichterstattung in den Medien verbreitet wird. Gerade im psychotherapeutischen Bereich reicht das Erzeugen von flachen Trancen oft vollkommen aus. Da BPS-Patientinnen aufgrund ihrer häufig hohen Dissoziationsneigung meistens ohnehin recht problemlos in Trance gelangen, ist es wichtig, hier besonders gut im Blick zu haben, welche Trancetiefe angestrebt und zielführend ist. Besonders stark wird die Trancetiefe durch die Position der Patientin beeinflusst. Nach Möglichkeit kann man die Patientinnen wählen lassen, ob sie lieber im Liegen oder Sitzen hypnotisiert werden möchten. Im Sitzen ist das Kontrollerleben besser und wird meistens bevorzugt. Manche Patientinnen haben aber auch den Wunsch, sich hinzulegen. Dies kann u.U. dem Wunsch eines regressiven Erlebens entspringen und es sollte entsprechend kritisch geprüft werden, ob dies der Verfolgung der aktuellen therapeutischen Ziele dient. Tabelle 2.1 fasst eine Reihe von Aspekten zusammen, die das Ausmaß der Trancetiefe beeinflussen und sich zur gezielten Steuerung der Hypnose einsetzen lassen.

Tabelle 2.1: Einflussfaktoren auf die Trancetiefe

	Flachere Trance	Tiefere Trance
Position des Patienten	sitzen	liegen
Sprechtempo	schnell	langsam
Stimme	klar, hoch, deutlich, »laut«	weich, tief, ruhig, leise
Sprechpausen	kurz	lang
Gezielte Suggestionen	Wörter wie »flach« etc.	Wörter wie »tief« etc.

SELBSTERFAHRUNGS-TIPP!

Wie reagiere ich auf meine eigene Trancesprache?

Auch wenn das Hören der eigenen Stimme für viele zunächst oft ungewohnt ist, so empfiehlt es sich, einmal eigene Entspannungshypnosen aufzunehmen und selbst anzuhören. Auf diese Weise bekommt man ein Gefühl für die Wirkung der eigenen Sprache. In diesem Zusammenhang kann man sich selbst fragen: Wie gut und tief gehe ich in Trance? Was ist angenehm? Gibt es etwas,das mich stört? Ist das Sprechtempo angemessen? Wie empfinde ich die Pausen? Man sollte sich immer wieder bewusst machen, dass Hypnose die subjektive Wahrnehmung verändert und sich Texte in Trance daher anders anfühlen als im normalen Wachzustand. Es ist auch interessant, den gleichen Text in unterschiedlicher Sprachfärbung zu erleben. Als Vorschlag kann man den folgenden kurzen Text mit sehr direkten Suggestionen zunächst einmal mit einer herberen, befehlenden Sprechweise aufnehmen und dann zum Vergleich mit einer warmen, ruhigen und von Empathie geprägten Sprechstimme. Auf diese Weise wird deutlich, weshalb die klassische und damit verbundene direkte Form der Hypnose des 19. und der ersten Hälfte des 20. Jahrhunderts in Verruf geraten ist und als autoritär abgestempelt wurde. Es lohnt sich jedoch zu erkennen, dass direkte Suggestionen durch eine angenehme Sprechweise sehr haltgebend und angenehm wirken können (s. dazu auch Kapitel 3.3.2).

»Sie sitzen hier nun ganz entspannt und ruhig … Ihre Atmung ist gelassen … Ihre Atmung wird immer ruhiger und gelassener … Und Sie können entspannen … und ganz ruhig werden … mit jedem Atemzug werden Sie ruhiger und gelassener … Sie gehen nun immer tiefer und tiefer in die Hypnose hinein … Die Trance wird immer tiefer und tiefer … Die Atmung wird immer ruhiger … Sie kommen mehr und mehr in die Hypnose hinein … werden dabei immer entspannter und gelassener … Sie lassen mehr und mehr los … und befinden sich nun in einer tiefen Trance … und fühlen sich angenehm und wohl …«

2.3.6 Anti-Dissoziations-Skills in Bereitschaft haben

Jeder Therapeut, der mit BPS-Patienten arbeitet, sollte sich mit Dissoziationszuständen auskennen und wissen, wie man diese unterbrechen kann. In der Regel wird daher jeder BPS-Therapeut entsprechend geeignete Skills in Reichweite haben, da dissoziative Zustände unvorhergesehen in jeder Sitzung oder bei akuten Krisen auftauchen können. Sollte es tatsächlich einmal vorkommen, dass ein Patient nicht mehr aus der Trance herauskommt – was mir persönlich bisher allerdings noch nicht passiert ist – so sind die üblichen Anti-Dissoziationstechniken wie das Nutzen von Ammoniak, Riechsalz, laute Geräusche und andere starke Reize grundsätzlich das Mittel der Wahl. Es ist sinnvoll, dabei alles anzukündigen und deutlich zu beschreiben, was der Therapeut vorhat, da die Patienten in der Trance ja grundsätzlich hören können. Nach vorheriger Ankündigung können ggf. auch Berührungen helfen, aus der Trance in den normalen Wachzustand zu geraten, wenn der Therapeut dies für den Patienten und sich selbst als stimmig einschätzt.

2.3.7 Nachbesprechung der Hypnosesitzung

Im Allgemeinen ist es nicht hilfreich, die ganze Trance im Anschluss noch einmal im Detail durchzusprechen und zu diskutieren. Patientinnen, die das Bedürfnis haben, sich nach einer Hypnose rege darüber auszutauschen, lasse ich in einem gewissen Rahmen darüber erzählen, insbesondere um zu eruieren, ob und, wenn ja, welche Aspekte schwierig oder unangenehm waren, um meine Vorgehensweise beim nächsten Mal anzupassen. Gleichzeitig melde ich den Patientinnen validierend zurück, dass es grundsätzlich sinnvoll ist, die Sitzung einmal »sacken zu lassen« und nicht zu »zerreden«. Ich habe außerdem gute Erfahrungen damit gemacht, den Patientinnen im Anschluss an ihre erste Hypnosesitzung zurückzumelden, wie gut ihre Trancefähigkeit ausgeprägt ist und wie hilfreich dies für den Therapieprozess sein wird. Meiner Erfahrung nach können Patientinnen dies recht gut annehmen, bis hin zu einem Gefühl von Stolz, was ihr Selbstwirksamkeitserleben steigert und gleichzeitig den Rapport verbessert.

2.4 Zielhierarchie und Behandlungsfokus im Blick behalten

Das therapeutische Vorgehen in der DBT wird nach hierarchischen Prinzipien eingeordnet (Bohus & Wolf-Arehult 2014, S. 402 f.), um einzuschätzen, welche Problembereiche für eine Behandlung aktuell besonders zu berücksichtigen sind. Dabei wird grundsätzlich davon ausgegangen, dass suizidale und therapiegefährdende Verhaltensweisen vorrangig bearbeitet werden müssen, um langfristig eine Verbesserung der Lebensqualität in alltäglichen Lebensbereichen zu erreichen. Dieses Vorgehen hat sich in den letzten Jahrzehnten in der Praxis sehr bewährt und zum Erfolg der DBT-Behandlung beigetragen. Die DBT-Zielhierarchie ist daher ebenfalls eine gute Möglichkeit, sich bezüglich der Anwendung hypnotherapeutischer Strategien bei der Behandlung von BPS-Patientinnen zu orientieren. In diesem Zusammenhang ist es wichtig, sich klarzumachen, dass Tranceerleben, wobei es sich im Grunde genommen ja um eine Form von Dissoziation handelt, meistens als recht angenehm erlebt wird und daher als Belohnung fungieren kann. Es ist also wichtig, im Auge zu haben, mit der Anwendung von formalen Trancezuständen dysfunktionale Verhaltensweisen nicht zu verstärken und die Dissoziationsneigung im Alltag nicht noch weiter zu erhöhen. Es sollte also klar sein, welcher Behandlungsfokus gerade im Vordergrund steht: Bestehen suizidale oder therapieschädigende Verhaltensweisen und ist die Patientin häufig krisenhaft? Oder geht es um die Bewältigung von Schwierigkeiten im Alltag und von sozialen Interaktionsproblemen?

Als Faustregel kann man sagen, dass sich bei instabilen und krisenhaften Patientinnen eher direkte, haltgebende und informale Trancetechniken eignen, insbesondere in Krisensituationen und bei akuter Suizidalität (s. Kapitel 5 und 6), während bei stabileren Patientinnen mit weniger krisenhaftem Verhalten auch indirekte Sprachmuster verwendet und formale Hypnosen problemlos durchgeführt werden können (s. Kapitel 4).

2.5 Checkliste für die Anwendung von Hypnose bei BPS

Abschließend ist hier noch einmal kompakt zusammengefasst, welche Aspekte bei der Anwendung von formalen Hypnosen bei BPS besonders berücksichtigt werden sollten:

- Besonders hohe Transparenz hinsichtlich des Vorgehens in der Hypnose und ausführliche Aufklärung
- Zustimmung zur Hypnose kritisch auf Authentizität prüfen und ausschließen, dass diese eher aus sozialer Erwünschtheit erfolgt ist, »um dem Therapeuten zu gefallen«
- Die Stabilität des Patienten anhand geeigneter Kriterien einschätzen (Ich-Struktur, Dissoziationsneigung, Anspannungslevel etc.) und suggestive Techniken sowie Inhalt der Hypnose darauf abstimmen
- Geeignete Induktion und Vertiefung auswählen, um ungezielte Assoziationen mit unerwünschtem Erleben zu vermeiden
- In der Hypnose regelmäßig nachfragen, was der Patient erlebt oder ob ihn etwas stört
- Keine Amnesie induzieren
- Auf längere Sprechpausen verzichten bzw. diese entsprechend ankündigen

In der folgenden Tabelle wird noch einmal übersichtlich dargestellt, welche Aspekte bei der Anwendung von Hypnosen bei hoher bzw. niedriger Stabilität zu berücksichtigen sind (s. dazu auch Wilhelm-Gößling et al. 2020).

Tabelle 2.2: Übersicht über die Anwendung hypnotherapeutischer Strategien in Abhängigkeit der Stabilität von BPS-Patienten

Hypnotherapeutische Intervention	Hohe Stabilität	Niedrige Stabilität
Induktion	Grundsätzlich alle Induktionsformen möglich	Keine Konfusions- oder Faszinationsmethodik, Zurückhaltung bei Blickfixation Atempacing oft gut möglich
Suggestionen	Vertrauen auf das Unbewusste als »weise Instanz« möglich Indirekte Sprache und freies Assoziieren grundsätzlich nutzbar	Eher haltgebende direkte Suggestionen Genaue Beschreibung geben Stärkende Bilder und Metaphern einsetzen VAKOG-Modell gut einsetzbar Freies Assoziieren eher vermeiden
Dialog in Trance	Flexibel gestalten	Häufiger nachfragen und Rückmeldung einholen, um zu eruieren, was der Pat. gerade erlebt
Sprechpausen	Längere Sprechpausen möglich, um Suchprozessen Raum zu geben	Keine langen Sprechpausen
Stopp-Signal vereinbaren	Flexibel gestalten	Dringend zu empfehlen

KAPITEL 3

Hypnotherapeutische Kommunikation für den therapeutischen Beziehungsaufbau

Der Aufbau einer tragfähigen therapeutischen Beziehung steht zu Beginn jeder psychotherapeutischen Behandlung im Vordergrund. Bei Menschen mit emotional-instabiler Persönlichkeitsstruktur stellt sich dies oft besonders herausfordernd dar, da diese häufig misstrauisch sind und nicht selten ungünstige Beziehungserfahrungen im Allgemeinen als auch aus vorangegangenen Therapien mitbringen. Viele Therapieverfahren arbeiten in diesem Zusammenhang mit gezielten Strategien, um auf die speziellen Besonderheiten von Patienten mit interaktionellen Problemen einzugehen. Dazu zählen u.a. die Validierungsstrategien der DBT und MBT oder auch die komplementäre Beziehungsgestaltung nach Rainer Sachse (Sachse 2016), die sich an den psychischen Grundbedürfnissen nach Grawe orientieren (Grawe 1995). Im Rahmen des therapeutischen Beziehungsaufbaus lassen sich besonders gut indirekte Sprachmuster einsetzen, die sich an dem Prinzip von Pacing und Leading orientieren. Dabei soll das Pacing den Patienten dort abholen, wo er gerade steht, und in annehmender Weise durch nachfolgende Leading-Strategien hilfreiche Veränderungsprozesse in Gang bringen. Gerade die Validierungsstrategien nutzen dieses Prinzip zum Beziehungsaufbau, also quasi eine Rapport-Gestaltung im hypnotherapeutischen Sinne. Auf diese wird in Kapitel 3.2 im Detail eingegangen.

3.1 Allgemeine hypnotherapeutische Strategien für den Aufbau von Rapport

In der modernen Hypnotherapie finden sich zahlreiche verbale Strategien, die die Beziehung zwischen Behandlerin und Patientin gezielt aufbauen und stärken. Im Folgenden werden einige Interventionen beispielhaft beschrieben, die sich meines Erachtens besonders gut bei BPS-Patientinnen einsetzen lassen. Auf diese Weise kann man auch einen hilfreichen Umgang mit Widerständen finden, ohne in einen Kampf oder eine Auseinandersetzung zu geraten. Für eine ausführliche Darstellung der hypnotherapeutischen Sprachmuster wird auf entsprechende Fachbücher verwiesen (Benaguid & Schramm 2016, Revenstorf & Peter 2015, Bongartz & Bongartz 2000).

3.1.1 Yes-Set

Beim Yes-Set handelt es sich um eine typische Strategie für das Pacing. Das Prinzip besteht darin, nacheinander mehrere konkrete Begebenheiten zu beschreiben bzw. nach etwas zu fragen, was vom Patienten mit aller Wahrscheinlichkeit mit »Ja« beantwortet und somit für wahr erachtet wird. In der Validierungsstufe V2 der DBT (s. Kapitel 3.2.1) wird dieses Prinzip im Grunde genommen auch benutzt, um sicherzugehen, dass man den Patienten und seine Wahrnehmung richtig verstanden hat. Mehrere Ja-Antworten hintereinander fördern eine grundsätzliche Ja-Haltung des Patienten und dessen Bereitschaft, sich auf weitere therapeutische Prozesse einzulassen. Das Yes-Set kann bereits im allerersten Kontakt mit Patienten zum Aufbau von Rapport eingesetzt werden, was sich direkt mit der Begrüßung verknüpfen lässt:

»Hallo, schön, dass Sie da sind! Haben Sie gut hergefunden?«
»Möchten Sie den Mantel ablegen?«
»Möchten Sie sich setzen?«
»Darf ich Ihnen ein Glas Wasser anbieten?«

usw.

Bei formalen Trancen lässt sich das Yes-Set direkt vor Beginn der Hypnose gut einsetzen, um eine Ja-Haltung für die Hypnose zu fördern. Außerdem kann der Therapeut dabei gleichzeitig abklären, ob der Patient für die Trance bereit ist oder ob noch etwas stört.

»Sitzen Sie bequem?«
»Können Sie mich gut verstehen?«
»Ist Ihnen warm genug?«
»Sind Sie ein bisschen neugierig, wie es sich anfühlt, gleich in Trance zu gehen?«
»Sind Sie bereit, jetzt mit der Hypnose zu starten?«

Zu Beginn der Induktion kann man mittels der Yes-Set-Technik zunächst einmal beschreiben, welche Gegebenheiten beim Patienten zu sehen sind und dessen wahrscheinliche Wahrnehmung suggerieren:

»Sie können nun spüren, wie Ihre Hände auf den Armlehnen ruhen … und die Füße Kontakt zum Boden haben … Ihr Atem geht ruhig und gleichmäßig … Vielleicht können Sie auch wahrnehmen, wie warm die Sonnenstrahlen auf Ihre Beine scheinen …«

3.1.2 Gedankenlesen

Das Gedankenlesen ist aus hypnotherapeutischer Sicht eine Form der Verzerrung (Benaguid & Schramm 2016, S. 80), weil ein Erlebniszustand der Patientinnen mit einer zielführenden Suggestion verbunden wird:

»…vielleicht ist Ihnen gerade schon aufgefallen, wie Ihr Atem sich ein wenig beruhigt hat, sodass es nun umso leichter ist, noch mehr in Trance zu gehen …«
»…und Sie sich womöglich gerade gefragt haben, wie sich eine Hypnose für Sie anfühlen kann, und dabei immer gelassener werden …«

Ähnlich wie bei der Pseudokausalität werden hier zwei eigentlich unabhängige Sachverhalte miteinander in Beziehung gesetzt, die im Grunde genommen nichts miteinander zu tun haben:

»...und da Sie nun die warmen Sonnenstrahlen auf Ihren Händen spüren können, wird die innere Ruhe und Gelassenheit immer tiefer und tiefer ...«

Die erste Suggestion beschreibt dabei eine Wahrnehmung, die die Patientin sehr wahrscheinlich erlebt (z.B. die Wärme von Sonnenstrahlen auf der Haut zu spüren oder – insbesondere bei der ersten Sitzung – besonders neugierig auf die Trance zu sein), und holt sie im Sinne des Pacings dort ab, wo sie gerade steht. Die nachfolgende Suggestion soll daraufhin besser umgesetzt werden und dient als Leadingstrategie. Dieses Prinzip lässt sich insbesondere zu Beginn der Hypnose gut einsetzen und ist für den Aufbau eines tragfähigen Rapports geeignet.

Das Gedankenlesen findet über diesen typisch Erickson'schen Gebrauch hinaus auch breite Anwendung bei den Validierungsstrategien der DBT (s. Kapitel 3.2.1). Das Aussprechen von belastenden Emotionen und Kognitionen durch die Therapeutin ist für die Patientinnen oft sehr entlastend und fördert den Aufbau der therapeutischen Beziehung besonders intensiv.

3.1.3 Weichmacher

Als sogenannte Weichmacher werden Wörter bezeichnet, die es den Patientinnen überlässt, ob sie die Suggestion (schon) annehmen möchten oder nicht. »Vielleicht«, »kann«, »möglicherweise« etc. lassen sich gut mit direkten Suggestionen verbinden, die dadurch weniger befehlend wirken und Patientinnen mit hohem Autonomiebedürfnis entgegenkommen. Auf diese Weise können halt- und strukturgebende Suggestionen gegeben werden, ohne die Patientin einzuengen oder ihr das Gefühl zu geben, ihr direkt etwas »vorschreiben« zu wollen.

»Vielleicht schließen sich die Augen gleich ganz von alleine ... Und die Atmung kann nun etwas tiefer und ruhiger werden ...«

3.1.4 Stellvertretertechnik

Die Arbeit mit Stellvertretern dient dazu, einen Patienten mit perspektivisch hilfreichen Erfahrungen oder Emotionen zu konfrontieren, die er zum aktuellen Zeitpunkt (noch) nicht gut annehmen kann (Bongartz & Bongartz 2000). Das Prinzip besteht darin, den Patienten in der Hypnose nicht direkt anzusprechen, sondern einen Stellvertreter zu beschreiben, der diese Erfahrung an seiner statt erfährt. Dabei kann es sich um Tiere, Naturereignisse, Fabelwesen oder auch reale Personen handeln. Einem Patienten, der Schwierigkeiten hat, sich kraftvoll und voller Energie fühlen zu dürfen, kann z. B. ein Vulkan als Stellvertreter angeboten werden:

»… und am Horizont ist nun ein Vulkan zu sehen, aus dessen Inneren mehr und mehr Rauch aufsteigt … der Rauch wird dichter … immer dichter … und schließlich steigt Feuer empor … wilde Feuerflammen werden hoch in die Luft geschleudert … so viel Kraft hat der Vulkan, dass er mühelos feurige Lava nach draußen treibt … gelb-goldene Flammen und orange-rote Glut … sie zeigen, wie viel Kraft und Energie in diesem Vulkan stecken …«

Es bleibt dem Patienten überlassen, inwiefern er sich mit dem Stellvertreter identifizieren kann und ein unbewusster Prozess in Gang gesetzt wird, der vorhandene Ressourcen in ihm anspricht. Diese Arbeit ist daher besonders gut zur Etablierung von Ressourcen und zur Arbeit mit Entspannung geeignet, die in Kapitel 4 noch genauer beschrieben werden.

3.1.5 Negativsuggestionen mit positiven Einstreuungen

Der Einsatz von Negativsuggestionen mit positiven Einstreuungen begleitet mich in meiner therapeutischen Arbeit beinahe täglich. Diese hypnotherapeutische Strategie lässt sich sehr gut zur Validierung und Gestaltung des therapeutischen Rapports einsetzen und leistet darüber hinaus sehr wertvolle Hilfe in Krisensituationen bis hin zum Umgang mit latenter und akuter Suizidalität. Wir werden dieser Strategie im Laufe des Buches daher noch oft begegnen.

Negativsuggestionen finden sich im Alltag meist in eher ungünstiger Weise als Noceboeffekt in vielen medizinischen Kontexten wieder. Die gut gemeinten Aussagen »Es tut auch fast gar nicht weh« oder »Sie brauchen vor der Spritze keine Angst zu haben« lassen Angst und Spritze mitunter nur größer und bedrohlicher erscheinen. Im hypnotherapeutischen Sprachgebrauch lassen sich Negativsuggestionen hingegen sehr gut einsetzen, um Widerstände und Auseinandersetzungen zu minimieren. Die gut gemeinte positive Aussage einer Therapeutin wie etwa

»Sie sind wirklich eine begabte und kluge Frau«

wird bei einer BPS-Patientin mit hoher Wahrscheinlichkeit auf Widerstand stoßen und Abwehrreaktionen hervorrufen. Die positive Suggestion »begabt und klug« lässt sich durch eine Negativsuggestion mit positiver Einstreuung jedoch wie folgt »verpacken« und für die Patientin etwas annehmbarer gestalten:

*»Ich finde es sehr verständlich, dass Sie gerade **nicht wahrnehmen können**, wie **begabt und klug** Sie eigentlich sind.«*

Dieser Satz lässt die unterschiedlichen Annahmen von Therapeutin und Patientin nebeneinander stehen. Die Zustimmung beinhaltet zumindest die Möglichkeit, dass die Patientin tatsächlich begabt und klug ist. Mit diesen Sprachmustern lassen sich daher scheinbare Widersprüche gut benennen und dialektische Prinzipien bedienen. In Kapitel 3.2.2 werden diese Sprachmuster als Ergänzung der Validierungsstufen V4 und V5 ausführlich besprochen, in Kapitel 5 und 6 wird ihr Einsatz bei Kriseninterventionen und Umgang mit Suizidalität vorgestellt.

3.2 Pacing- und Leading-Charakter der Validierungsstrategien

Die Validierungsstrategien sind ein besonders charakteristisches Merkmal in der DBT-Behandlung, das sich wie ein roter Faden durch den gesamten Therapieverlauf zieht. Sie sollen den Therapeuten ein fundiertes Werkzeug für die oft herausfordernde Beziehungsgestaltung bei Patienten mit BPS an die Hand geben (Bohus 2019, Koerner 2013). Dieses Konzept wurde auch in die MBT integriert (Taubner et al. 2019). Bei genauerer Betrachtung lässt sich feststellen, dass sich die Validierungsstrategien in sehr klassischer Weise des Prinzips von Pacing und Leading bedienen. Zum einen wird Validierung mit einer gezielt empathischen, wertschätzenden und annehmenden Sprechweise erzielt, wie es typisch für die moderne Hypnotherapie ist. Weiterhin werden gezielte indirekte Sprachmuster benutzt, um entsprechend gewünschte Effekte bei den Patienten hervorzurufen. Diese gezielten verbalen und nonverbalen Techniken tragen dazu bei, die Grundlage für eine stabile Beziehung zu schaffen und den oft dysfunktionalen Annahmen der Patienten Rechnung zu tragen. Es geht dabei insbesondere darum, die häufig wenig hilfreiche Sichtweise von Patienten mit einer BPS als nachvollziehbar zu beschreiben und in den individuell erlebten Kontext zu setzen. Gleichzeitig kann angesprochen werden, dass eine als ausweglos anmutende Situation oder Annahme mit der Zeit grundsätzlich veränderbar ist. Die DBT nennt dabei inzwischen sieben Validierungsstufen, die das aktuelle Erleben der Patienten annehmend beschreiben und im Verlauf von einer akzeptierenden Haltung zur Veränderungsbereitschaft übergehen sollen (Bohus 2019). Anhand dieser strukturierten Vorgehensweise werden im Folgenden die hypnotherapeutischen Sprachmuster herausgearbeitet und an einigen Stellen wird dargelegt, wie sich diese noch weiter ergänzen lassen.

3.2.1 Validierungsstufen V1 bis V3

Die ersten drei Validierungsstufen können aus hypnotherapeutischer Sicht als typische Pacing-Strategien beschrieben werden. Die Patientinnen werden dort abgeholt, wo sie gerade stehen, und es wird das validiert, was sie gerade erleben und aus ihrer Sicht in ihrem Kontext Sinn ergibt. Es geht darum, den momentanen Zustand, und sei er noch so unerträglich, zu akzeptieren, da sich eine schnelle Veränderung, und sei sie noch so dringend gewünscht, meistens nicht zeitnah realisieren lässt. Die erste Validierungsstufe V1 besteht dabei aus dem aufmerksamen Zuhören und empathischem Nachfragen aktueller Gegebenheiten, ohne zu bewerten oder einzuordnen.

Beispiele für das aufmerksame Zuhören (V1)
Kurze verbale Laute signalisieren, dass die Therapeutin mit ihrer Aufmerksamkeit ganz bei der Patientin ist:

»Ich verstehe …«
»Ah okay … Mhm …«

Empathisches Nachfragen über die aktuelle Situation:

»Wo genau waren Sie da, als es passiert ist?«
»Wie hat sich die Situation für Sie angefühlt?«

In der zweiten Validierungsstufe V2 wird eine genaue Reflexion des Gesagten vorgenommen, um sicherzustellen, dass die Patientin richtig verstanden wurde. Auch hier geht es darum, den aktuellen Zustand wertfrei zu beschreiben, keine Verbesserungsvorschläge zu machen und die Patientinnen dort abzuholen, wo sie gerade stehen, und die aktuellen Gegebenheiten zu akzeptieren. Man kann diese Validierungsstufe auch als eine Form des Yes-Sets (s. Kapitel 3.1.1) verstehen, da die Patientinnen die therapeutischen Reflexionen in der Regel bejahen werden. Gleichzeitig ist es für die Therapeutin hilfreich zu wissen, ob sie mit ihren Annahmen richtig liegt oder die Sicht- und Erlebensweise der Patientin doch noch nicht ganz verstanden hat.

Beispiele für die genaue Reflexion (V2)

»Habe ich das richtig verstanden, Sie wollten eigentlich gar nicht mit ihm sprechen, haben sich aber nicht getraut, ihm das direkt zu sagen?« – »Mhm.«
»Und dann ist es so, wie Sie gerade sagen, Sie haben sich in dem Moment vollkommen hilflos gefühlt.« – »Ja.«

Die dritte Validierungsstufe V3 bedient sich einer weiteren hypnotherapeutischen Technik, nämlich der des »Gedankenlesens« (s. Kapitel 3.1.2), die von Bohus als »Aussprechen von nicht Verbalisiertem (mind reading)« bezeichnet wird (Bohus 2019, S. 67). Dies kann sich elegant an eine Validierung auf der Stufe V2 anschließen und im Grunde genommen auch die Intervention des Yes-Sets weiter fortführen. Landet die Therapeutin dabei einen Treffer und beschreibt eine möglicherweise schambehaftete oder sehr belastende Kognition, Emotion oder Sichtweise der Patientin, die sie nicht auszusprechen wagt, so fühlt sie sich besonders intensiv verstanden, was sich sehr positiv auf das Vertrauen und die therapeutische Beziehung auswirkt. In der Hypnotherapie kommt dieser Intervention daher beim Pacing zum Aufbau eines tragfähigen Rapports eine besonders wichtige Rolle zu.

Beispiele für das Gedankenlesen/»mind reading« (V3)
Nicht verbalisierte Emotionen:

»Ich kann mir gut vorstellen, dass Sie das sehr traurig und wütend gemacht hat.«

Nicht verbalisierte Verhaltensimpulse:

»Kann es sein, dass Sie gerade sehr ärgerlich sind und am liebsten aus dem Raum laufen wollen?«

Nicht verbalisierte Kognitionen:

»Vielleicht denken Sie gerade daran, wie schön es früher mit Ihrem Vater gewesen ist, bevor er Ihre Familie verlassen hat.«

3.2.2 Validierungsstufen V4 bis V7

Die Validierungsstufen V4 bis V7 stellen aus hypnotherapeutischer Sicht die Fortsetzung vom Pacing zum Leading dar. Hier wird stufenweise eine mögliche Veränderung der gegebenen Situation angestoßen und aus Sicht des Patienten beschrieben. Es geht also um eine Begleitung weg von der reinen Akzeptanz zu konkreten Maßnahmen für den Aufbau von hilfreichen Veränderungen. Die **Validierungsstufe V4** wird dabei von Bohus als »Validierung im Sinne vergangener Lebenserfahrung oder biologischer Dysfunktion« beschrieben (Bohus 2019, S. 67). Dies beschreibt, inwiefern das Verhalten aufgrund früherer biografischer Erfahrungen oder anderweitiger Prädispositionen aus der Sicht des Patienten Sinn ergibt und nachvollziehbar ist. Dadurch wird gleichzeitig impliziert, dass die Situation, wie sie gerade ist, so nicht bleiben muss und eine Veränderung grundsätzlich möglich ist.

»Wenn man bedenkt, wie oft Sie durch Ihre Eltern enttäuscht worden sind, ist es nur zu verständlich, dass Sie Ihrem Freund heute auch nicht vertrauen.«

Diese Validierungstechnik lässt sich durch die Integration zusätzlicher indirekter Sprachmustern noch intensivieren, was den Leading-Charakter der Intervention weiter verstärkt. Dadurch rückt der angestrebte und für den Patienten hilfreiche Veränderungsprozess mehr in den Vordergrund. Als besonders hilfreich empfinde ich dabei den Einsatz von Negativsuggestionen:

»Wenn man bedenkt, wie oft Sie durch Ihre Eltern enttäuscht worden

Validierungsstufe V4

sind, so ist es nur zu verständlich, dass Sie gerade nicht erleben können,

Negativsuggestion

dass Sie so jemandem wie Ihrem Freund heute vielleicht doch vertrauen können.«

Einstreutechnik mit Weichmacher und positiver Suggestion

Mit Hilfe von Negativsuggestionen lassen sich Widerstände recht gut umgehen, da eine hilfreiche direkte Suggestion auf diese Weise als Einstreuung »verpackt« wird, ohne dass sich der Patient bedrängt fühlen müsste. Der gleichzeitige Einsatz von Weichmachern wie »vielleicht«, »manchmal«, »irgendwann« etc. federt die Formulierung ebenfalls ab, sodass der Satz bei entsprechend zugewandter empathischer Sprachfärbung ausgesprochen weich und annehmbar klingt. Auf diese Weise wird die Wahlfreiheit und Autonomie des Patienten gewahrt und gleichzeitig die Möglichkeit einer Veränderung aufgezeigt.

Die **Validierungsstufe V5** wird als »Validierung im Sinne des gegenwärtigen Schemas« beschrieben (Bohus 2019, S. 67). Es wird also auf aktuelle Ereignisse und Begebenheiten Bezug genommen und als Erklärung für derzeitige Wahrnehmungen bzw. Verhaltensmuster der Patienten herangezogen.

»Wenn ich mir anhöre, wie Ihr Chef Sie gerade unter Druck setzt, ist es ja kein Wunder, dass Sie gestern nach der Arbeit keine Lust mehr hatten, sich mit Ihrer besten Freundin zu treffen.«
»Da Sie ja nun schon wieder eine Absage für eine neue Wohnung erhalten haben, weil Sie noch keine feste Arbeitsstelle haben, ist es schon nachvollziehbar, dass Sie dann wieder starken Selbstverletzungsdruck verspürt haben.«

Auch hier kann man die Validierung durch weitere hypnotherapeutische Sprachmuster analog zu V4 sinnvoll ergänzen und den Veränderungsfokus im Sinne einer Leadingstrategie mehr betonen:

»Wenn ich mir anhöre, wie Ihr Chef Sie gerade unter Druck setzt, ist

Validierung auf Stufe V5

es ja kein Wunder, dass es Ihnen gerade schwerfällt, sich davon

Negativsuggestion

nach der Arbeit zu befreien und etwas Schönes mit Ihrer Freundin zu unternehmen.«

Einstreutechnik mit positiven Suggestionen

Die Anwendung von Negativsuggestionen ist besonders in Krisensituationen sehr nützlich, was in Kapitel 5 noch genauer beschrieben wird.

Die **Validierungsstufe V6** beschreibt die »Radikale Echtheit« des Therapeuten (Bohus 2019, S. 68), der sich in diesem Stadium der Validierung auf Augenhöhe des Patienten befindet und authentisch rückmeldet, was er gerade denkt oder fühlt. Dies kann von empathischem Mitfühlen einer belastenden Situation bis hin zu einer kritischen Rückmeldung reichen.

»Also, wenn ich mir vorstelle, mir wäre das passiert, dann wäre ich ganz sicher genauso wie Sie auch sehr verzweifelt und hoffnungslos gewesen.«
»Ich muss Ihnen ganz ehrlich sagen, dass ich letzte Woche sehr verärgert darüber war, dass Sie Ihren Termin nicht abgesagt haben und ich die ganze Zeit auf Sie gewartet habe.«

Die **Validierungsstufe 7** wird als »Cheerleading« bezeichnet (Bohus 2019, S. 68) und stellt damit im Grunde genommen bereits eine Commitment-Strategie dar. Der Therapeut gibt dem Patienten damit das Gefühl, an seine Fähigkeiten zu glauben. Es geht also um den Anstoß, eigene Ressourcen zu aktivieren, was ja eine Kernkompetenz hypnotherapeutischer Interventionen darstellt und in Kapitel 4.2 näher beschrieben wird.

3.2.3 Hypnotherapeutische Sprachmuster für die Förderung des Commitments nutzen

Die Commitmentstrategien der DBT bedienen sich ebenfalls einer Reihe hypnotherapeutischer Sprachmuster, um dialektische Prinzipien zu nutzen. Diese eignen sich besonders gut, um das häufig bestehende Spannungsfeld zwischen dem Ist-Zustand und dem ausgeprägten Wunsch nach schneller Veränderung bei dem gleichzeitig bestehenden subjektiven Gefühl von Hilf- und Hoffnungslosigkeit auszugleichen. Der Einsatz von Stellvertretern und Mehrdeutigkeiten hilft Patientinnen, die Dinge von einer anderen Perspektive aus betrachten zu können, ohne sich gleich vollständig damit identifizieren zu müssen. Dabei kann man nutzen, dass in der deutschen Sprache durch die Verwendung von mehrdeutigen Personalpronomen die Patientin auch implizit direkt angesprochen werden kann. Folgendes Beispiel verwende ich häufig bei Patientinnen, die erste Veränderungen durch den therapeutischen Prozess spüren und dabei zunächst über eher unangenehme Erlebensweisen berichten:

»Stellen Sie sich mal ein Paar Füße vor, die seit Jahr und Tag in unpassenden Schuhen unterwegs sind. **Sie** *haben sich an Unbequemlichkeiten und vielleicht sogar Schmerzen gewöhnt. Und plötzlich bekommen die Füße/***sie** *nun ein Paar Schuhe, in die* **sie** *viel besser hineinpassen. Vermutlich wird es erst einmal sehr irritierend sein und sich komisch und ungewohnt anfühlen.* **Sie** *werden sicher eine Weile brauchen, bis sie merken, dass es* **Ihnen** *in den neuen Schuhen viel besser geht.«*

Mit dem Stellvertreter kann im Laufe der Sequenz durch die Mehrdeutigkeit daher die Patientin selbst gemeint sein, es bleibt jedoch ihr überlassen, ob sie dies bereits für sich annehmen kann oder nicht. Dies wahrt die Autonomie der Patientin und triggert keinen direkten Widerstand, denn gegen das Befinden der Füße wird kaum etwas einzuwenden sein.

Paradoxe Interventionen wie z. B. der Advocatus Diaboli können bei ausreichend tragfähiger Beziehung ebenfalls zum Einsatz kommen. Dabei werden mit negativen Kommandos bzw. Symptomverschreibung besonders typische hypnotherapeutische Sprachmuster genutzt. Wichtig ist, dass diese bei der Patientin authentisch ankommen und nicht von abwertenden nonverbalen Signalen der Therapeutin begleitet werden.

»So wie Sie mir gerade beschreiben, wie Sie mit einem Hochgefühl aus dem letzten Streit mit Ihrem Freund gegangen sind, ist es eigentlich gar nicht erstrebenswert, daran etwas ändern zu wollen.«
»Dann ist es ja gar nicht nötig, jetzt schon etwas verändern zu wollen …«

In den unteren Validierungsstufen sollten das Leid und die unangenehmen Erlebnisweisen der Patientinnen angenommen und direkt benannt werden. Auf diese Weise erfährt das Leiden der Patientin die notwendige Anerkennung, was für Pacing und Rapport eine wichtige Voraussetzung darstellen. Bei der Verwendung der höheren Validierungsstufen und erst recht beim Commitment sollte jedoch nach Möglichkeit die Verwendung »negativer« Worte wie »schwierig«, »Problem« deutlich reduziert bzw. ganz aufgegeben werden und durch direkte positive Alternativen oder negative Suggestionen ersetzt werden. Auf diese Weise gestaltet sich die Kommunikation durchweg ressourcenorientiert. Voraussetzung dafür ist jedoch, dass sich die Patientin sicher sein kann, in ihrem Leid und Unterstützungsbedarf von der Therapeutin aufrichtig gesehen zu werden, da die positiven Formulierungen ansonsten sogar invalidierend wirken können. Dies gilt insbesondere für die Stellvertretertechnik: eine gut gemeinte Formulierung wie *»Manche Menschen können …«* kann bei einer BPS-Patientin, die ihrer Therapeutin noch nicht ausreichend vertraut, als abwertend nach dem Motto »Stell dich nicht so an, andere können das doch auch!« verstanden werden.

Im Folgenden wird ein Fallbeispiel einer instabilen Patientin geschildert, in dem verschiedene hypnotherapeutische Sprachmuster Anwendung finden. Zunächst werden Pacing-Strategien verwendet, um in weiterer Folge zu einem Leading überzugehen und zu einer Lösung der aktuellen Problematik mit therapieschädigenden Verhaltensweisen zu kommen.

FALLBEISPIEL: Pacing und Leading zum Aufbau von Krankheitsakzeptanz und Bearbeiten therapieschädigender Verhaltensweisen

Frau C. (21 J.) befindet sich in der zweiten Woche einer teilstationären Behandlung, als sie zum wiederholten Male nicht an der Morgenvisite teilnimmt, zu der alle Patientinnen und Therapeutinnen zu Beginn des Therapietages zusammenkommen. Die Patientin wird von einer Therapeutin außerhalb des Stationsbereichs in einem Flur an einem Tisch sitzend in sichtlicher Hochanspannung vorgefunden. Auf Ansprache reagiert sie kaum und hält den Blick weiterhin gesenkt. Der Therapeutin ist bekannt, dass die Patientin sehr mit der kürzlich gestellten BPS-Diagnose hadert und dafür kaum Krankheitsakzeptanz besitzt. Weiterhin ist kurz zuvor in einer Teamsitzung bekannt geworden, dass die Patientin bisher an der Einnahme des Mittagessens auf Station nicht teilnimmt, sondern mittags, ohne sich abzumelden, nach Hause geht, um allein zu essen. Das Rückzugsverhalten scheint sich durch die Nichtteilnahme an der Morgenvisite gerade zu verstärken. Um in Kontakt zu kommen, setzt sich die Therapeutin mit an den Tisch, um auf Augenhöhe zu kommen.

Pacing durch Yes-Set-Sequenz:

T.: »Ach, Frau C., Sie sind ja hier!«

(Patientin nimmt keinen Kontakt auf, senkt den Blick weiter.)

T.: »Sie sind ja nicht in der Morgenvisite. Kann es sein, dass es Ihnen gerade nicht gut geht?«

(Patientin hält Blick weiter gesenkt, keine Reaktion.)

T.: »Hm, kann es sein, dass Sie sich gerade ein wenig überfordert fühlen?«

(Patientin nickt kaum merklich.)

T.: »Das ist irgendwie auch gerade alles ganz schön schwierig und viel, was da in der Therapie so auf Sie einprasselt.«

P.: (sichtlich erregt, weinend): »Ich finde es einfach total scheiße, mit dieser Diagnose Borderline! Ich will das einfach nicht haben!«

T.: »Ja, das kann ich gut nachvollziehen, Sie haben sich die Diagnose ja nun wirklich nicht ausgesucht. Und es ist irgendwie auch ganz schön gemein, denn Sie können schließlich nichts dafür.«

(Patientin nickt, Blick gesenkt, weint weiter.)

T.: »Frau C., können Sie mich mal anschauen, bitte?«

(Patientin hebt den Kopf.)

T.: »Schauen Sie, ich weiß, dass das alles gerade ganz schön viel für Sie ist.«

Konfrontation mit dem Problemverhalten

T.: »Und gleichzeitig möchte ich Sie unterstützen und daher genauer verstehen, warum Sie jetzt nicht zur Morgenvisite gekommen sind. Und ich habe auch gerade gehört, dass Sie zur Mittagspause die Station verlassen und dann allein zu Hause essen.«

P.: »Ja, ich finde das ganz schrecklich, mit anderen gemeinsam zu essen! Wie die mich anstarren! Das geht gar nicht! Und ich möchte deswegen auch gar nicht in die Gruppe und mit den anderen da rumstehen!«

T.: »Ach so?«

P.: »Ja, ich fühle mich die ganze Zeit beobachtet! Wer weiß, was die anderen von mir denken! Ich gehe ohnehin auch öfter nach Hause zwischendurch, weil ich das gar nicht aushalte!«

T.: »Hmm, ja, so wie Sie das erleben, fühlt sich das sicher ganz schön unangenehm an.«

Vom Pacing zum Leading mit positiven Einstreuungen

T.: »Wissen Sie, Sie haben schon nachvollziehbare Gründe, sich zurückzuziehen, und gleichzeitig möchten wir aber auch **gute Therapeuten für Sie** sein. Und da ist es manchmal so, dass wir Dinge von Ihnen fordern, die sich gerade am Anfang ganz schön doof anfühlen können. Und glauben Sie mir, wenn ich etwas tun könnte, dass es sich plötzlich **besser anfühlen** könnte, ich würde einen Zauberstab nehmen und das für Sie hier alles **ganz schnell angenehm** machen. Aber leider kann ich das nicht. Verstehen Sie das?«

(Patientin nickt.)

Leading mit Negativsuggestionen und positiven Einstreuungen

T.: »Und ich bin sicher, dass wir einen Weg mit Ihnen gemeinsam finden, damit sich das im Laufe der Zeit etwas leichter für Sie gestaltet. Und ich kann auch gut verstehen, dass Sie die **Diagnose Borderline** für sich jetzt gerade noch **nicht annehmen können.«**

(Patientin weint): »Ich will das einfach nicht haben, diesen Mist!«

T.: »Ja, das weiß ich sehr gut. Und ich weiß außerdem, dass wir da gerade auch irgendwie eine ganze Menge von Ihnen verlangen. Vielleicht können Sie gerade **noch nicht nachvollziehen**, dass **wir Ihnen wirklich helfen möchten und für Sie da sein** wollen. Denn es ist ja wirklich so, wir möchten in unserem Team alle **für Sie da sein**, auch wenn Sie das gerade vielleicht **noch nicht so spüren** können.«

(Patientin wird etwas ruhiger, Weinen wird weniger.)

T.: »Darf ich Ihnen deshalb einen Vorschlag machen, wie wir einen ersten gemeinsamen Schritt machen können, um Ihnen die Situation mit dem Mittagessen bei uns auf Station **leichter** zu machen?«

(Patientin nickt.)

T.: »Wie wäre es, wenn Sie diese Woche erst einmal in unserem Ruhebereich das Mittagessen einnehmen? Sie sind dann auf unserer Station, in einem **geschützten Rahmen**, und da wird es dann **nach und nach leichter für Sie**, sich an das Essen auf Station zu gewöhnen. Ich kann mir vorstellen, dass Sie sich **nach einiger Zeit besser dabei fühlen**.«

Auf diese Weise kann ein Konsens mit der Patientin gefunden werden, der im Rahmen eines ersten Schrittes das Essen auf Station ermöglicht, wenn auch noch von den anderen Patienten getrennt. Dieses Vorgehen wird zeitlich auf eine Woche begrenzt. Im Anschluss daran ist es der Patientin möglich, am gemeinsamen Essen mit den Mitpatienten teilzunehmen. Zudem bessert sich die Krankheitsakzeptanz im Verlauf der weiteren Behandlung deutlich. Zum Entlassungszeitpunkt kann die Patientin die BPS-Diagnose akzeptierend annehmen und ist für eine störungsspezifische Behandlung in einem DBT-Setting bereit.

3.3 Psychische Grundbedürfnisse für die Beziehungsgestaltung nutzen

Die Borderline-Störung geht mit einer erheblichen Frustration der psychischen Grundbedürfnisse einher, die häufig bereits im sehr frühen Lebensalter einsetzt. Der Psychotherapieforscher Klaus Grawe konnte im Rahmen seiner wissenschaftlichen Arbeiten zur empirischen Wirksamkeit von Psychotherapie feststellen, dass sich die psychischen Grundbedürfnisse in vier Kategorien einteilen lassen, und postulierte, dass diese bei jedem Menschen von Natur aus vorhanden sind (Grawe 2004, S. 183 ff.):

- Bedürfnis nach Bindung/Nähe
- Bedürfnis nach Kontrolle/Orientierung
- Bedürfnis nach Selbstwerterhöhung
- Vermeidung von Unlust bzw. Bedürfnis nach Lustgewinn

In der Regel versuchen Menschen daher, eine Befriedigung ihrer Grundbedürfnisse durch bestimmte Verhaltensweisen zu erreichen. Gerade BPS-Patienten machen dabei jedoch vor allem auf der Beziehungsebene immer wieder frustrierende Erfahrungen, die das Defizit dieser Grundbedürfnisse noch weiter verstärken. Dies liegt in der häufig unbewussten dysfunktionalen Beziehungsgestaltung, die von Schwarz-Weiß-Denken, starkem Misstrauen und manipulativen Verhaltensweisen gekennzeichnet ist. Ein BPS-Patient mit dependent anmutendem anklammerndem Verhalten, der dadurch unbewusst seinen Wunsch nach Nähe äußert, wird mit der Zeit vermutlich eher mit ablehnenden Verhaltensweisen seiner Bezugspersonen zu rechnen haben, was seine Bestrebungen nach Kontakt typischerweise noch mehr befeuert. Nicht selten bestehen auch scheinbar unvereinbare Konflikte zwischen den Grundbedürfnissen. Dies tritt beispielsweise auf, wenn es einerseits einen ausgeprägten Wunsch nach Nähe und Bindung gibt und andererseits ein hohes Maß an Kontroll- und Autonomiebestrebungen besteht. Eine dialektische Beziehungsgestaltung, in der scheinbare Gegensätze nebeneinander gleichwertig vorhanden sein dürfen und es kein Entweder-oder, sondern ein Sowohl-als-auch gibt, ist entscheidend, um aus diesem Dilemma auszusteigen und zu einem tragfähigen Beziehungsaufbau zu kommen. Die Integration hypnotherapeutischer Kommunikation in zahlreiche Interventionen der DBT zeigt daher einen wertvollen Weg auf. Dieser lässt sich noch weiter nutzen, wenn man die Möglichkeiten hypnotherapeutischer Interventionen direkt auf die Grundbedürfnisse nach Grawe ausrichtet.

3.3.1 Bindung und Nähe

Da ist zunächst dieses für die frühe Entwicklung des Menschen sicher wichtigste Grundbedürfnis nach Bindung und Nähe, welches in der therapeutischen Beziehung eine herausragende Bedeutung einnimmt und für das es gleichzeitig eine angemessene Steuerung braucht. Aus hypnotherapeutischer Sicht kann dies durch die charakteristische, tranceinduzierende Sprechweise mit einer entsprechend empathischen Tonalität recht gut beeinflusst werden. Der Therapeut kann also allein durch die Wahl der Sprachfärbung diese Wirkung gezielt fördern oder dort, wo es nötig erscheint, auch reduzieren. So mancher BPS-Patient könnte sich möglicherweise gleich zu Beginn der Behandlung überrumpelt fühlen und wie ein kleines Kind vorkommen, was dem Aufbau einer tragfähigen Beziehung dann eher im Wege stünde. Ein ausgesprochen bedürftiger und instabiler Patient könnte wiederum von seinem Wunsch nach Nähe emotional weggeschwemmt werden und in eine ungünstige Regression geraten. Insofern kommt der Wahl der Sprachfärbung eine wichtige Funktion zu, die bereits Potential zu enormer therapeutischer Wirkung besitzt, indem sie das Bedürfnis nach Bindung und Nähe in angemessener Weise bedient.

3.3.2 Orientierung und Kontrolle

Auch das Grundbedürfnis nach Orientierung und Kontrolle ist etwas, was mit hypnotherapeutischen Sprachmustern spielerisch bedient werden kann. Eine Patientin, bei der der Wunsch nach Orientierung im Vordergrund steht, profitiert möglicherweise eher von direkten Sprachmustern, die Orientierung und Halt geben. Entgegen des häufigen Vorurteils wird die Kontrolle in der Hypnose nicht aufgegeben, sondern die Hypnose ermöglicht unter der Anleitung einer erfahrenen Therapeutin gerade das Wiedererlangen von Kontrolle in bestimmten Bereichen. Die Raucherentwöhnung ist ein bekanntes Beispiel dafür. Auch das Streben nach Autonomie, welches häufig im Kontext des Kontrollbedürfnisses auftaucht, lässt sich gut durch hypnotische Sprachmuster bedienen. Hier eignen sich besonders indirekte Suggestionen und Metaphern. Sätze wie z. B.:

»Manche Menschen können am Strand ganz wunderbar entspannen, während andere wiederum lieber einen Berg hinaufwandern, um es sich gut gehen zu lassen …«
»Die warmen Sonnenstrahlen führen vielleicht früher oder später zu einem angenehmen Zustand, der den ganzen Körper erfassen kann …«

zeigen Wahlmöglichkeiten auf und setzen Suchprozesse in Gang, ohne die Patientin unter Druck zu setzen. Natürlich helfen auch bei Patientinnen mit einem hohen Autonomiebedürfnis durchaus direkte Suggestionen, wie etwa:

»Sie machen wirklich nur das, wozu Sie sich jetzt gerade bereit fühlen.«
»Sie können jederzeit selbst entscheiden, ob Sie …« etc.

Das Schöne ist, dass je nach Wahl der Sprachfärbung die beiden so gegensätzlich wirkenden Grundbedürfnisse nach Nähe und Kontrolle gleichzeitig bedient werden können, da bei entsprechender Sprachfärbung die direkt formulierten Sprachmuster nicht als Befehle oder Bevormundung wahrgenommen werden. Dadurch können sich Patientinnen in der therapeutischen Interaktion sowohl angenommen und gehalten als auch frei, kontrollierend und autonom erleben.

3.3.3 Selbstwerterhöhung

Durch die gezielte Arbeit an den Ressourcen unserer Patienten bedienen wir im Grunde genommen schon automatisch das Bedürfnis nach Selbstwerterhöhung. Verloren geglaubte Fähigkeiten und triumphale Momente aus der Biografie können in der Trance reaktiviert und wiedererlebt werden. Dies kann ein Glückserleben nach einem Sieg beim Fußballspielen in der Jugendmannschaft sein oder schöne Urlaubserlebnisse, die völlig vergessen über Jahre im Unbewussten schlummerten. Aber auch das Entwickeln von Fabelwesen und Heldenfiguren, die jemandem zur Seite stehen, können dabei helfen, Patienten wieder ein Gefühl von Selbstwirksamkeit zu geben (z. B. durch den DBT-Skill »Held des Alltags«, s. Kapitel 4.2.2). Ich persönlich erlebe auch immer wieder, dass so mancher Patient bereits auf die Tatsache stolz ist, sich auf eine Hypnosesitzung eingelassen zu haben und die Fähigkeit zur Hypnotisierbarkeit zu besitzen.

3.3.4 Vermeidung von Unlust

Die Vermeidung von Unlust, was im Umkehrschluss auch bedeutet, wieder Freude zu erlangen und sich wohlzufühlen, ist etwas, was bereits der Trancezustand selbst erzeugen kann. Im Allgemeinen wird insbesondere der formal eingeleitete hypnotische Zustand ja als etwas sehr Angenehmes erlebt, aus dem so manche Patientin gar nicht wieder herausgeholt werden möchte. Hypnose als Entspannungsverfahren fördert das Wohlbefinden und kann auch von Patientinnen durch Selbsthypnose eingesetzt werden. Weiterhin ist auch die bereits erwähnte Ressourcenarbeit, in der sich die Patientinnen als selbstwirksam, mutig und stark erleben, ebenfalls etwas, womit dieses Grundbedürfnis gezielt angesprochen und gefördert werden kann.

Es lässt sich also feststellen, wie vergleichsweise einfach es ist, mit dem Einsatz von hypnotherapeutischen Interventionen, ob formal induziert oder nicht, alle menschlichen psychischen Grundbedürfnisse im therapeutischen Setting zu bedienen. Die Gewichtung kann im Einzelfall fein austariert werden, je nachdem, welche Sprachfärbung gewählt wird, ob mit direkten oder indirekten, positiven oder negativen Suggestionen gearbeitet wird und welche konkrete inhaltliche Arbeit im Vordergrund steht. Für die Beziehungsgestaltung ist es in jedem Falle hilfreich, sich klarzumachen, nach welchem Grundbedürfnis die Patientinnen besonders verlangen. In diesem Zusammenhang sei erneut darauf hingewiesen, dass es die Trancelogik in einer Hypnose gestattet, scheinbar widersprüchliche und unvereinbar anmutende Gegebenheiten besser anzunehmen. Diese Annahme deckt sich inzwischen auch mit Erkenntnissen aus einer wissenschaftlichen Studie, die das reduzierte kritische Denken unter Hypnose mittels bildgebender Verfahren zeigen konnte (Raz et al. 2005).

KAPITEL 4

Einsatz von formaler Hypnose bei BPS

Wie in den vorangegangenen Kapiteln beschrieben, können hypnotherapeutische Sprachmuster in der alltäglichen Kommunikation mit BPS-Patientinnen genutzt werden, um die therapeutische Beziehung, Validierungs- und Commitmentstrategien bereichernd zu gestalten. Auch zur Krisenintervention und bei akuter Suizidalität kann man sie hilfreich einsetzen, worauf in Kapitel 5 und 6 näher eingegangen wird. In diesem Kapitel soll es darum gehen, wie sich formale Hypnoseinterventionen bei BPS-Patientinnen zum Erreichen ihrer Therapieziele einsetzen lassen. Da Trancearbeit so vielseitig gestaltbar ist, können auch Patienten mit schwächerer Ich-Struktur, die eher als instabil einzuschätzen sind, mitunter sehr von formalen Hypnosen profitieren. Letzten Endes müssen die Erfahrung des Therapeuten, die individuellen Gegebenheiten bei der Patientin sowie das klinische Setting im Einzelfall entscheiden, welche Interventionen sich zu gegebener Zeit eignen.

4.1 Entspannungshypnosen

BPS-Patienten, die sich in therapeutischer Behandlung befinden, haben häufig mit hoher Anspannung zu kämpfen. Als eine Strategie für die Regulation der hohen Anspannungszustände und Dissoziationsneigung ist das DBT-Skillstraining verbreitet und nachweislich wirksam (Linehan et al. 2015). Gezielte Entspannungsübungen wie progressive Muskelrelaxation oder Autogenes Training fallen meiner Erfahrung nach vielen Patienten mit einer BPS hingegen eher schwer. Möglicherweise deshalb, weil hier nicht auf die individuellen Bedürfnisse eingegangen wird und die Intervention häufig in einer Gruppe stattfindet, was für manche BPS-Patienten schwer auszuhalten ist. Außerdem ist dort ein zeitlicher Rahmen vorgegeben, mit dem nicht alle Patienten zurechtkommen. Meiner Erfahrung nach haben BPS-Patienten mit einer individuellen Entspannung in Hypnose hingegen meistens keine Schwierigkeiten. Die Neugier, einmal in Hypnose zu gehen, sowie die Möglichkeit, ganz individuell auf die Wünsche der Patienten eingehen zu können, bringt viele Vorteile für die Beziehungsgestaltung mit sich. Der Patient erlebt, wie sich jemand gezielt nach seinen Bedürfnissen erkundigt, z.B. ob er lieber sitzen oder liegen möchte und an welchem Ort er sich schon einmal so richtig gut entspannen und wohlfühlen konnte. Interessanterweise berichten die Patienten häufig, ohne lange nachzudenken, wo sie mal entspannt waren, selbst wenn das bereits einige Zeit her ist. Wichtig ist auch, sich vorher über den zeitlichen Rahmen der Hypnosedauer im Klaren zu sein und im Zweifelsfall mit einer kurzen Sitzung von höchstens 10 Minuten zu beginnen. Kommen die Patienten gut in die Trance, sind sie oft überrascht, dass sie sich aufgrund der verzerrten Zeitwahrnehmung viel länger in Hypnose befunden haben als vermutet.

Im Rahmen des Vorgesprächs ist es also wichtig, u.a. folgende Punkte gezielt abzufragen:

- Möchte der Patient lieber sitzen oder liegen (falls die Möglichkeit besteht)?
- Soll der Therapeut in einem bestimmten Abstand sitzen?
- Möchte der Patient lieber mit geschlossenen Augen oder offenen Augen in Trance gehen?
- Welcher Ort der Entspannung soll ausgewählt werden?
- Erfahrungen von bisherigen Entspannungsübungen berichten lassen
- Suggestibilität abschätzen: Auf welchen Sinnesebenen besteht eine ausreichende Suggestibilität? Können innere Bilder wahrgenommen werden?
- Zeitlichen Rahmen besprechen
- Angenehme Induktion vorschlagen und bestätigen lassen (z.B.

Atempacing, wenn keine Probleme mit der Fokussierung auf die Atmung bestehen)

Bezüglich des Entspannungsortes ist es hilfreich, sich Stichworte zu den einzelnen VAKOG-Ebenen zu notieren (s. Tab. 1.1, S. 24). Dies ist insbesondere wichtig, wenn ein Patient keine inneren Bilder sehen kann, was zwar selten ist, aber bisweilen vorkommt. Es wirkt u. U. sehr invalidierend, wenn die ganze Zeit visuelle Eindrücke suggeriert werden, die der Patient gar nicht erleben kann. Möglicherweise kann ein kleiner visueller Suggestibilitätstest helfen, diesen wichtigen Punkt vorab zu klären, wenn sich der Patient nicht ganz sicher ist. Hier kann bereits ein kurzer Ausflug zu einem Urlaubs- oder Wohlfühlort unternommen werden, damit der Patient über seine inneren Sinneswahrnehmungen berichten kann.

4.1.1 Entspannung mit Rückmeldungen in Trance

Wenn die allgemeine Aufklärung über Hypnose erfolgt ist, keine offenen Fragen mehr bestehen und die ganz klare Zustimmung für die Intervention vorliegt, kann es losgehen. Wichtig ist dabei, sich über das innere Erleben der Patientin immer wieder Rückmeldungen einzuholen und diese ggf. in die weiteren Suggestionen mit einzubauen. Im Folgenden sei dazu ein Beispieldialog dargestellt:

Therapeutin: »*… Sie gelangen nun an den Ort, an dem Sie sich wohlfühlen dürfen … ein Ort in den Bergen, den Sie gut kennen … Erlauben Sie sich nun, auf die Berge zu schauen und die schneebedeckten Gipfel zu sehen … (einige Sekunden Pause) Die Silhouette mit den Berggipfeln reiht sich aneinander und Sie dürfen beim Anblick dieser Bergwelt immer mehr zur Ruhe kommen … (einige Sekunden Pause) Können Sie mir einmal kurz mitteilen, ob Sie die Berge gerade vor sich haben?*«
(Patientin nickt.)
Therapeutin: »*Gut. Fühlt es sich gerade angenehm für Sie an?*«
(Patientin nickt.)
Therapeutin: »*Schön, Sie dürfen einfach weiter genießen, sich diese Berge weiter anschauen … Ein angenehmer Wind, der von den Bergen*

herüberweht, können Sie in Ihrem Gesicht wahrnehmen … Einen Bergadler können Sie am Himmel frei herumschweben sehen, mit weiten ausgebreiteten Schwingen … Und bei jedem Flügelschlag können Sie immer weiter entspannen … Ihre Atmung ist ruhig und gleichmäßig … die Muskeln können locker werden … sich immer mehr entspannen … (Pause)… Was können Sie gerade wahrnehmen?«

Patientin: *»Ich gehe gerade auf einem Weg in den Bergen und genieße die Aussicht auf die Bergkette gegenüber …«*

Therapeutin: *»Wunderbar … genießen Sie diese wunderschöne Aussicht … gehen Sie einfach in Ihrem Tempo Schritt für Schritt weiter, so wie es sich gut für Sie anfühlt … Und mit jedem Schritt können Sie weiter entspannen … weiter in diese angenehme Trance hineingehen …«*

In diesem Beispiel holt sich die Therapeutin zunächst nonverbal durch Kopfbewegungen, im weiteren Verlauf dann zusätzlich auch verbale Rückmeldungen zum Erleben der Patientin. Dies ist sehr wichtig, da die Suggestionen der Therapeutinnen von ihren Patientinnen nicht zwangsläufig umgesetzt werden müssen. Gerade in den ersten Hypnosesitzungen mit einer BPS-Patientin frage ich früher und häufiger nach dem inneren Erleben als bei anderen Patientengruppen. Auf diese Weise kann man auch die Trancetiefe steuern, insbesondere wenn man vermeiden möchte, dass eine Patientin »zu tief abrutscht«, da das Nachfragen und Antworten die Trancetiefe eher abschwächt, lange Pausen die Trancetiefe hingegen fördern. Die Rückmeldungen kann man dann in die weiteren Suggestionen einbauen und die Patientinnen dadurch erleben lassen, dass ihre Bedürfnisse Rücksicht finden. Werden Formulierungen der Patientinnen verwendet, können die Suggestionen in der Regel auch besser umgesetzt werden, da sie mit den inneren Vorstellungen übereinstimmen.

Je nach Stabilität und Indikation kann sich eine Entspannungshypnose durch eher direkte Suggestionen oder indirekte Sprache auszeichnen. Im Anhang finden sich dazu entsprechende Beispielhypnosen, eine davon mit eher direkten und haltgebenden Formulierungen sowie eine zweite mit mehr indirekten Suggestionen, die eher zum Assoziieren einladen und unbewusste Suchprozesse auslösen (s. S. 196 ff.).

Wie bei allen formalen Trancen kann es natürlich auch bei vermeintlich »einfachen« Entspannungshypnosen dazu kommen, dass Patientinnen unwillkürlich und unbeabsichtigt in sehr unangenehmes Erleben geraten. In Kapitel 4.10 wird näher darauf eingegangen, wie Therapeutinnen verfahren können, wenn ihre Patientinnen die therapeutischen Suggestionen nicht zielführend umsetzen und es Probleme während der Arbeit in Hypnose gibt.

4.1.2 Einsatz von hypnotischer Entspannung bei medizinischen Interventionen

Bisweilen ist es verblüffend, wie stark sich hohe Anspannungszustände mit Beginn einer Trance legen und dadurch eine hilfreiche Intervention selbst bei instabilen Patientinnen möglich wird. Dabei ist es hilfreich, sich bewusst zu machen, dass Entspannungshypnosen nicht nur als gezielte therapeutische Anwendung sinnvoll sind, sondern auch bei unangenehmen klinischen Prozeduren hilfreich eingesetzt werden können. Dazu sei das folgende Fallbeispiel beschrieben:

FALLBEISPIEL Frau W.: Blutentnahme an der Ostsee

Frau W. (22) befindet sich in der ersten Woche auf einer vollstationären DBT-Station, als deutlich wird, dass sie sehr große Angst vor der Blutentnahme hat, die routinemäßig in den ersten Behandlungstagen durchgeführt wird. Dies ist Frau W. außerordentlich peinlich, sie »friert« jedoch bereits beim Betreten des Raumes, in dem die Blutentnahmen durchgeführt werden, auf der Türschwelle ein und kann keinen Schritt weitergehen. Dies geht über mehrere Tage so. Als ich davon erfahre, schlage ich ihr vor, in einen anderen Raum zu gehen, wo sie sich auf eine Liege legen kann und wir es mit einer Entspannung probieren. Frau W. ist dankbar für diesen alternativen Vorschlag und stimmt zu. Auf meine Frage, wo sie sich gut entspannen könne, antwortet Frau W. sofort, dass es einen schönen Platz an der Ostsee gibt, wo sie gerne hinfährt. Ich lasse mir den Ort kurz beschreiben. Frau W., die unablässig, noch auf der Liege liegend, am ganzen Körper gezittert hat, wird mit dem Schließen der Augen plötzlich ganz ruhig und lässt sich über ein Atempacing leicht in Trance bringen. Ich beschreibe den Strand, das Meer und herumfliegende Möwen auf den VAKOG-Ebenen mit direkten, haltgebenden Suggestionen und bereite währenddessen die Utensilien für die Venenpunktion vor. Beim Aufreißen der Kanülenverpackung suggeriere ich gleichzeitig das Schlagen der Flügel von Möwen (Utilisation von Umgebungsgeräuschen). Es gibt keinerlei sichtbare Reaktion beim Punktieren der Vene und die Blutentnahme lässt sich problemlos durchführen. Anschließend lasse ich die Patienten noch einige Minuten den Strand genießen, bevor ich die Trance wieder ausleite. Als Frau W. die Augen öffnet, sagt sie: »Das war wunderschön, aber wann fangen Sie denn nun mit der Blutentnahme an?« Sie ist völlig perplex, als ich ihr die gefüllten Röhrchen zeige. Neben der Erleichterung, diese angstbesetzte Intervention hinter sich gebracht zu haben, kann sie auch einen gewissen Stolz spüren, sich auf diese Prozedur eingelassen zu haben. Sie berichtet, dass sie gerade das Gefühl habe, bei der nächsten Blutentnahme vermutlich keine Hypnose mehr zu benötigen.

Dieses Beispiel zeigt, wie hilfreich bereits kleine Entspannungstrancen im klinischen Alltag genutzt werden können, um notwendige medizinische Maßnahmen zu meistern. Gerade BPS-Patientinnen haben häufig Probleme mit Arzt- und Zahnarztbesuchen. Die Anwendung von Hypnose kann hier gut zur Entlastung beitragen. Gerade bei Problemen mit Zahnarztbesuchen sei darauf hingewiesen, dass in Deutschland inzwischen zahlreiche Zahnmediziner Hypnose zur Linderung von Ängsten und Schmerzen einsetzen. Auf diese Weise lässt sich auch der unnötige Einsatz einer Allgemeinanästhesie bei ausgeprägter Zahnarztangst vermeiden.

4.1.3 Mehrfachwiederholungen

Eine wirkungsvolle Intervention, die bildhaftes Erleben verstärkt und zugleich die kognitive Aktivität noch stärker reduziert als bei »normaler« hypnotischer Sprechweise, sind die von Bongartz be-

schriebenen sogenannten Mehrfachwiederholungen in Trance (Bongartz & Bongartz 2019, Karrasch et al. 2022). Dieses Sprachmuster findet sich in zahlreichen traditionellen Kulturen zu religiösen Kulthandlungen sowie Heilungszwecken (Bongartz & Bongartz 2019). In der katholischen Tradition finden sich Mehrfachwiederholungen auch heute noch, z. B. beim Beten eines Rosenkranzes, wodurch tranceartige Zustände induziert werden. Bei Mehrfachwiederholungen handelt es sich nach der Definition von Bongartz um mindestens vier hintereinander geschaltete Formulierungen, die sich in Teilen der Syntax am Anfang und/oder Ende des Satzes gleichen, und auf diese Weise einen wiederkehrenden Rhythmus hervorbringen.
Beispiel einer Mehrfachwiederholung im Umfang von sechs Zeilen aus einem Heilungsritual der traditionellen Kultur der Wadschagga aus Zentralafrika, Tansania (zit. nach Bongartz und Bongartz 2019, S. 15 [Gutmann 1924]):

»Körper, so kühl dich wie Wasser der Quelle Singia.
Körper, so kühl dich wie Wasser im Morgengrauen geschöpft.
Körper, so kühl dich wie Schneckenleib, der knochenlose.
Körper, so kühl dich wie Saft der Mlali-Banane.
Körper, so sänftige dich wie Mbolea-Natter das Hausgroßmütterchen.
Körper, so sänftige dich wie Ororo und Pasa, die heilsamen Kräuter.«

Hier wird die Suggestivkraft der Formulierungen deutlich und erstaunt können wir feststellen, dass sich diese in ihrer Struktur gar nicht so sehr von so manchen Suggestionen unterscheiden, die wir in der modernen Hypnotherapie nutzen. Auf den therapeutischen Kontext in unserem Alltag übertragen, lassen sich Mehrfachwiederholungen gerade bei Entspannungs- und Ressourcenhypnosen hervorragend insbesondere zum Abschluss der Trance einbauen. Dabei hat es sich bewährt, wie folgt vorzugehen: Mit dem Patienten wird ein angenehmes Erleben erarbeitet, das kann z. B. ein Gefühl von Gelassenheit, Geborgenheit, Sicherheit, Kraft oder Energie sein. Dieses Gefühl wird zunächst durch entsprechende Suggestionen in der Trance hervorgerufen, etwa durch das Erlebenlassen bekannter früherer Erfahrungen. Wenn sicher ist, dass der Patient dieses Gefühl gut wahrnehmen kann und als angenehm empfindet, helfen Mehrfachwiederholungen, dieses Gefühl zu verankern. Bei dem Etablieren des Gefühls von Gelassenheit, was sich gerade bei Patienten mit hoher Impulsivität anbietet, können Mehrfachwiederholungen z. B. wie folgt genutzt werden:

[Zunächst wird das Gefühl von Gelassenheit in der Hypnose etabliert.]

»Und nun erlauben Sie sich, dass sich die Gelassenheit im ganzen Körper ausbreiten kann.
Gelassenheit breitet sich in den Schultern aus …
Gelassenheit breitet sich in den Oberarmen aus …
Gelassenheit breitet sich in die Ellenbogen und Unterarme aus …
Gelassenheit breitet sich in die Hände und Fingerspitzen aus …
Gelassenheit breitet sich im Brustbereich aus …«
Gelassenheit breitet sich im Bauch aus …«
Gelassenheit breitet sich im ganzen Rücken aus …«
Gelassenheit breitet sich weiter über das Becken in die Oberschenkel aus …«

[usw.]

Gelassenheit ist nun im ganzen Körper angekommen und fühlt sich wohlig und angenehm an … Und erlauben Sie sich nun, dieses Gefühl noch ein wenig zu genießen, bevor wir langsam wieder ins Hier und Jetzt zurückkommen …«

Der innere Dialog, wie er praktisch permanent im normalen Wachzustand abläuft, wird hier im Vergleich zu der modernen Sprechweise einer Hypnose noch einmal signifikant reduziert (Karrasch et al. 2022). Dies hilft auch dabei, dem inneren Kritiker nicht so viel Raum zu gewähren. Dies ermöglicht es den Patienten, angenehmes Erleben, welches sie sich im normalen Wachzustand nicht erlauben können, in der Trance als wohlig und angenehm zu spüren. Der Erfahrung nach können Patienten in der Hypnose für sich einen geschützten Raum etablieren, zu dem sonst niemand Zutritt hat und der daher auch schamhaftes Erleben reduziert (s. dazu Kapitel 4.3). Auf diese Weise können auch instabile Patienten angenehme Wahrnehmungen besser annehmen und einen ersten Schritt zu korrigierenden Erfahrungen machen. Darüber hinaus haben Mehrfachwiederholungen auch etwas sehr Haltendes und Wiegendes, also genau das, was vielen BPS-Patienten gerade in ihrer frühen und präverbalen Biografie gefehlt hat. Um die Patienten nicht zu »überfluten«, kann man zunächst mit kurzen Einheiten von vielleicht fünf bis zehn Minuten beginnen und das Abrutschen in zu tiefes Erleben durch eine eher aktive Sprechstimme mit angemessenen Sprechpausen verhindern. Zu Beginn kann man angenehmes Erleben ggf. auch nur in bestimmten Teilen des Körpers verankern, z. B. in den Händen oder Armen, und dann aus der Trance aussteigen, um zu schauen, wie sich dies für den Patienten – auch im Nachhinein – anfühlt. Bongartz empfiehlt, am Ende einer Zeile bei Mehrfachwiederholungen mindestens fünf Sekunden Pause einzulegen. Dies sollte bei BPS-Patienten individuell angepasst werden, um einerseits das angenehme Erleben wirksam werden zu lassen und andererseits den Patienten nicht zu überfordern. Im Nachgespräch kann sich der Therapeut dann wichtige Rückmeldungen einholen, um das Vorgehen ggf. beim nächsten Mal entsprechend anzupassen.

SELBSTERFAHRUNGS-TIPP!

Wirkung von Mehrfachwiederholungen erleben

Mehrfachwiederholungen in Entspannungstrancen können im Wachzustand bisweilen etwas »nervig« wirken. Im Trancezustand jedoch entfalten sie eine angenehme, wohltuende, bisweilen wiegende Wirkung. Es ist durchaus hilfreich, dies als Therapeutin selbst erlebt zu haben, um sich der Wirkung bewusst zu sein, da sich gerade bei dieser Anwendung das Erleben von Therapeutin und Patientin recht stark voneinander unterscheiden kann. Im Anhang findet sich eine Entspannungshypnose mit Mehrfachwiederholungen zum Ausprobieren (Hypnosetext Nr. 1, S. 196 f.). Dazu kann man sich den Text im Wachzustand vorlesen lassen und ihn im Vergleich dazu von einem geübten Sprecher in einer Trance erleben.

4.2 Ressourcenarbeit

Ressourcenarbeit kann als »das« typische und charakteristische Merkmal der modernen Hypnotherapie schlechthin angesehen werden. Gemäß dem Motto von Erickson »Die Ressourcen, die du brauchst, findest du in deiner eigenen Geschichte« (zit. nach Lammers 2016, S. 400), lassen sich mithilfe hypnotherapeutischer Interventionen Lösungswege finden, die im Unbewussten schlummern und den bewussten Kognitionen nicht zugänglich sind. Meiner Erfahrung nach kann auch bei in Krisen befindlichen und instabilen Patientinnen auf Ressourcenarbeit zurückgegriffen werden. Im Folgenden werden die Stellvertretertechnik sowie der aus dem DBT-Skills-Training bekannte »Held des Alltags« für die Anwendung von Hypnose zur Identifizierung und Stärkung eigener Kraftquellen vorgestellt.

4.2.1 Stellvertretertechnik

Die von Bongartz beschriebene Stellvertretertechnik (2000) lässt sich sehr individuell einsetzen. Sie kann als reine Suggestionshypnose erfolgen, in der ein entsprechend passendes Bild stellvertretend für das Erleben einer Ressource des Patienten aufgegriffen wird. Dies kann beispielsweise ein »Fels in der Brandung« sein, der für Selbstvertrauen und Standfestigkeit steht, oder ein Vulkan, der Energie und Kraft symbolisiert. Ein Erleben der »Weite am Meer« kann über Entspannung hinaus auch dafür stehen, sich einmal zu erlauben, Freiheit und Unbeschwertheit zu spüren, ergänzt durch Möwen oder andere Vögel, die am Himmel frei umherfliegen. Solche Interventionen machen es Patienten leichter, angenehme und erstrebenswerte Gefühle und Erlebensweisen anzunehmen, die sie sich im Wachzustand nur schwer erlauben können. Dies wird durch den Trancezustand selbst erleichtert, in dem zum einen der »kritische Geist« durch eine Reduktion der kognitiven Aktivität im Gehirn reduziert wird, und zum anderen das Erleben in Form des Stellvertreters besser angenommen werden kann. Da bei einer Ressourcenhypnose interne Suchprozesse etwas stärker angestoßen werden als bei »reinen« Entspannungshypnosen (wobei der Übergang zwischen diesen beiden

Formen sicherlich fließend ist und nicht genau abgegrenzt werden kann), ist es bei einer Ressourcenhypnose besonders wichtig, sich durch Nachfragen zu erkundigen, ob die gegebenen Suggestionen angemessen umgesetzt werden. Außerdem sollte man den Patienten gut beobachten und nach körperlichen Anzeichen Ausschau halten, die Unwohlsein ausdrücken. Es kann durchaus passieren, dass Patienten durch die vorgegebene Thematik frei assoziierend auf andere, u.U. durchaus passendere Bilder und Wahrnehmungen stoßen oder eben auch unangenehme Situationen erleben, die dann ggf. nicht weiterverfolgt werden sollten. Anhand des folgenden Beispiels werden zwei unterschiedliche Verläufe dargestellt, die sich durch das Stellvertreterbild »Stranderleben am Meer« mit dem regelmäßigen Heranspülen von Wellen für die Ressource »Erleben von Verlässlichkeit« auftun können. Der Therapeut sollte dabei in der Lage sein zu entscheiden, was zu tun ist, wenn das individuelle Erleben des Patienten in der Hypnose mal nicht mit den vorgegebenen Suggestionen übereinstimmt.

Beispieltrance mit gezieltem Nachfragen:

[Nach Induktion und Vertiefung] »*... und erlauben Sie sich, ein wenig an einem weiten Sandstrand zu verweilen ... ein Strand mit hellem, weichen Sand, soweit das Auge reicht ... Vielleicht können Sie den weichen Sand an den Füßen spüren ... Vielleicht auch, wie die Sandkörner sanft Ihre Zehen umgeben ... Und der Sand ganz angenehm nachgibt, sodass genug Platz für Ihre Füße ist ... [kleine Pause lassen, bevor die nächste Suggestion erfolgt]... Sind Sie dort gerade am Strand? [Reaktion des Patienten abwarten]*

Variation 1:

(Patient nickt.)

»*Gut ... Können Sie den Sand spüren?* (Patient nickt) *Ja, schön, dann erlauben Sie sich, dieses angenehme Gefühl einmal wirken zu lassen ...* (Patient wirkt äußerlich gelassen und ruhig, Atmung vertieft sich weiter) *Und wenn Sie nun den Sand so angenehm spüren können, so kann auch die Weite des Meeres ein angenehmes Erleben sein ... Die Weite des Meeres, das Heranbringen von immer neuen Wellen ...*

etwas, worauf man sich immer verlassen kann … Das Meer bringt immer neue Wellen hervor … verlässliches Meeresrauschen … (kurze Pause lassen) Können Sie das Meeresrauschen wahrnehmen? (Patient nickt) *Schön … Erlauben Sie sich, dieses verlässliche Rauschen zu hören … immer wieder … ein angenehmes, verlässliches Rauschen, das immer wieder kommt … immer wieder neue Wellen an den Strand spült … (kurze Pause) Ist das Erleben für Sie angenehm so?* (Patient nickt) *Gut …«*

In diesem Fall werden die Suggestionen des Therapeuten einwandfrei umgesetzt. Um den Verlauf der Trance nicht zu sehr zu stören, muss man nicht mehr so häufig nachfragen, sondern kann seiner Intuition folgend die Trance weiter anhand der Angaben aus dem Vorgespräch und den Informationen aus der Anamnese gestalten. Im Nachgespräch kann dann noch einmal eruiert werden, ob es vielleicht doch irgendwo nennenswerte Unannehmlichkeiten, Irritationen oder Assoziationen gab, die bei weiteren Sitzungen berücksichtigt werden sollten. Das folgende Beispiel stellt eine Situation dar, in dem die o. g. Suggestionen zum Stranderleben nicht umgesetzt werden und in ein anderes Erleben führen:

Variation 2:
(Patient schüttelt leicht den Kopf.)
»Ah, ja, gut dass Sie mir das mitteilen. Sie wissen ja, dass Sie in der Hypnose frei sprechen können. Was erleben Sie denn gerade?«
Patient: *»Irgendwie war ich kurz am Strand, wo ich so oft Urlaub mache, aber dann hat sich das Bild verändert … Irgendwie ist das Bild erst schwarz geworden und ich konnte gar nichts mehr sehen … Und jetzt … bin ich in dem Garten von meinen Großeltern gelandet … Seltsam …«*
Therapeut: *»Das ist gut, dass Sie mir dies sagen … Wie fühlt es sich denn für Sie in dem Garten der Großeltern an?«*
Patient: *»Ja, es ist dort immer schön gewesen …«*
Therapeut: *»Fühlt es sich jetzt gerade angenehm für Sie an?«*
(Patient nickt.)

Therapeut: *»Ist es in Ordnung für Sie, wenn Sie jetzt einfach dort in dem Garten bleiben und schauen, was er für Sie bereithält?«*
Patient: *»Ja, ist in Ordnung … Ich erinnere mich, dass ich immer gerne dort war … Mein Großvater hat dort immer mit mir in der kleinen Garage gewerkelt … Und mir ganz viel erklärt … Das war schön …«*
Therapeut: *»Das klingt ja so, dass Ihr Großvater Sie gerne hatte und gerne etwas mit Ihnen gemacht hat.«*
(Patient nickt.) *»Ja, ich weiß auch nicht, warum das gerade jetzt nach oben kommt …«*
Therapeut: *»Ich habe gerade das Gefühl, dass Ihr Großvater sehr verlässlich für Sie da war … und Sie bei ihm so etwas wie Verlässlichkeit erleben konnten …«*
(Patient nickt.) *»Ja, das war auf jeden Fall so … Schade, dass er so früh gestorben ist … Daran habe ich mich lange nicht erinnert …«*
Therapeut: *»Wenn es in Ordnung für Sie ist und sich gut anfühlt, verbringen Sie nun gemeinsam ein wenig Zeit mit Ihrem Großvater, vielleicht in der kleinen Werkstatt?«*
(Patient nickt.) *»Ja, das fühlt sich gerade richtig gut an …«*
Therapeut: *»Dann erlauben Sie sich doch, dieses gute Gefühl zu spüren … Was können Sie da wahrnehmen?«*

Bei dieser zweiten Variation bringt der im Wachzustand vorbesprochene Stellvertreter den Patienten in der Hypnose zu einer anderen Ressource, die scheinbar lange im Verborgenen »geschlummert« hat und nun in der Trance durch assoziatives Erleben spontan auftaucht. In diesem Falle ist es sinnvoll, sich einmal zu vergewissern, ob sich diese Ressource tatsächlich eignet, um damit weiterzuarbeiten, insbesondere, da hier u. U. sehr aversives Erleben durch den frühen Tod des als verlässlich erlebten Großvaters auftreten könnte. Da der Patient die alte Erinnerung als hilfreich erlebt, kann man die spontan aufgetauchte Ressource weiter nutzen. Hier ist es sinnvoll, zunächst ein wenig mehr Informationen zu erhalten, sodass sich eine dialogische Trance eignet. Im Verlauf können dann die individuellen Wahrnehmungen des Patienten suggestiv weiter vertieft und verankert werden. Falls der Patient in Trance durch die unwillkürlichen und unbewussten Suchprozesse auf eine hilfreiche Ressource stößt, nutze ich dies auch im Nachgespräch zum Aufbau von Selbstwirksamkeitserleben:

»Wenn ich mir ansehe, was Sie alles in der Hypnose erlebt und wahrgenommen haben, so scheint es mir, als könnten Sie sich grundsätzlich darauf verlassen, hilfreiche Dinge für sich zu finden, auch wenn dieses Gefühl im Alltag oft nicht so da ist.«
»Also, dass Sie da gerade selbst eine so hilfreiche Situation für sich gefunden haben, das freut mich sehr für Sie. Ich frage mich auch gerade, ob Sie sich irgendwann erlauben können, darauf stolz zu sein.«

Der innere Kritiker, der in der Trance meistens deutlich abgeschwächt ist, kommt im Wachzustand schnell wieder nach oben. Mit Hilfe hypnotherapeutischer Sprache und den eingebauten Negativsuggestionen kann man im Nachgespräch verhindern, dass der Patient im Anschluss an die Hypnose das Erlebte schnell abwertet und das Erleben der Ressource blockiert. Wie weit man sich mit Formulierungen wie »stolz sein dürfen« oder »es sich gut gehen lassen dürfen« im Sinne eines Seedings vorwagt, muss man als Therapeut ja oft auch intuitiv einschätzen.

Grundsätzlich kann es natürlich auch vorkommen, dass der Patient in ein unangenehmes Erleben kommt oder gar keine beschreibbaren Wahrnehmungen hat. Welche Punkte in einem solchen Fall zu berücksichtigen sind, ist in Kapitel 4.10 näher erläutert. Dabei wird in Kapitel 4.10.2 eine weitere Variation zu dem o.g. Fallbeispiel vorgestellt.

4.2.2 Den »Held des Alltags« in Hypnose erleben

Viele Imaginationsübungen störungsspezifischer Behandlungskonzepte können als »abgespeckte« hypnotherapeutische Interventionen bezeichnet werden. Im Gegensatz zu einer »echten« Hypnose wird hier keine hypnotische Induktion vorgenommen oder gezielt mit dem unwillkürlich eintretenden Trancezustand gearbeitet. Das Erleben und die Verinnerlichung der Vorstellung können in einer Hypnose jedoch aufgrund der tieferen Trance stärker wahrgenommen und verankert werden. Insofern ist es hilfreich, beim Arbeiten mit dem »Held des Alltags« eine formale Hypnose in Erwägung zu ziehen, um alle Vorteile dieser Intervention zu nutzen – einschließlich der Selbstwirksamkeit, die Patientinnen bei einer Hypnose in der Regel erleben.

Unter dem »Held des Alltags« versteht man in der DBT laut Bohus jemanden, der »mit beiden Beinen im Leben steht und sich auch in kritischen Situationen im Griff hat« (zit. nach Bohus & Wolf-Arehult 2014, S. 198). Eine solche Figur zu internalisieren kann dann dabei helfen, mit schwierigen Momenten besser umzugehen. Diese Intervention ist daher aus hypnotherapeutischer Sicht eine klassische Intervention zur Aktivierung einer Ressource. Im Vorgespräch ist zunächst zu eruieren, welches Problemverhalten besteht und wo die Patientin Unterstützung von ihrem Helden des Alltags benötigt. So kann es z. B. sein, dass eine Patientin Schwierigkeiten damit hat, sich im Alltag bei kleineren Problemen Unterstützung zu holen, z. B. einen Passanten nach dem Weg zu fragen oder in herausfordernden Situationen Ruhe zu bewahren, etwa wenn sie einen Zug verpasst hat oder sich ungerecht behandelt fühlt. Eine solche Situation sollte möglichst präzise beschrieben werden, um zu eruieren, an welcher Stelle der Held des Alltags sich nun anders verhalten würde als die Patientin. Indem sich die Therapeutin den Helden möglichst genau beschreiben lässt, kann sie diesen in der Hypnose suggerieren. Es geht dann darum, dass die Patientin ihren Helden authentisch wahrnimmt und innerlich erleben kann. Eventuell wird die Figur in der Trance noch weiter ausgestaltet. Bohus betont dabei, dass es nicht darum geht, wie sich der Held des Alltags *fühlt*, sondern wie er *handelt*. Meines Erachtens sollte man jedoch ressourcenstärkende Wahrnehmungen, sofern sie sich mit dem Erleben der Figur zeigen, durchaus fördern, da die Patientinnen dadurch erkennen können, dass auch sie selbst grundsätzlich zu einem Gefühl von Stärke oder »über den eigenen Schatten springen« in der Lage sind. Zudem ist meines Erachtens eine strikte Trennung von Handeln und innerem Erleben kaum möglich. Der Held des Alltags kann auf diese Weise als Stellvertreter fungieren und die Patientin in einem ersten Schritt stellvertretend erleben lassen, wie der Held die Situation meistert. Eignet sich die Figur, kann man Tonbandaufnahmen davon anfertigen, damit sich die Patientin in Selbsthypnose übt und im weiteren Verlauf die Ressource des Helden internalisiert. Im Anhang findet sich ein Hypnosetext als Beispiel, wie eine Trance mit dem Helden des Alltags gestaltet werden kann (s. Hypnosetext 3, S. 200 ff.).

4.3 Arbeiten an Scham und Schuld in Hypnose

Es ist bekannt und durch klinische Studien belegt, dass BPS-Patienten eine im Vergleich zu Patienten mit Angststörungen und depressiven Erkrankungen erhöhte Schamneigung aufweisen (Rüsch et al. 2007; Scheel et al. 2013). Letzten Endes lassen sich zahlreiche BPS-assoziierte Symptome wie inadäquater Ärger, impulsive und selbstverletzende Verhaltensweisen sowie suizidale Tendenzen mit dem bewussten und unbewussten Erleben maladaptiver Scham und Schuld in Zusammenhang bringen (Scheel et al. 2013a). Die internalisierte Erfahrung von existenzieller Scham mit dem Gefühl, nicht genug wert zu sein, und dem gleichzeitigen Wunsch nach guten Bindungen erzeugt eine Spannung, die als mit entscheidend für die bekannten dysfunktionalen Reaktionen und Verhaltensweisen von BPS-Patienten angesehen werden kann (Lammers 2016). Im Verlauf einer störungsspezifischen Therapie der BPS sollte daher dieses wichtige, wenn auch sowohl für Patienten als auch Therapeuten sehr herausfordernde Thema in den Fokus rücken.

4.3.1 Scham oder Schuld als Wesen visualisieren

Ein sehr direktives Vorgehen mit dem klaren Benennen von Scham oder Schuld kann aversives Schamerleben weiter verstärken und eine zielführende Intervention sehr erschweren. Wenn die Therapeutin sich nicht wirklich sicher ist, dass die therapeutische Beziehung ausreichend stabil für das Benennen des Schamgefühls ist, macht es mehr Sinn, mit dem bestehenden Körpergefühl zu arbeiten. Dies kann insofern hilfreich sein, als das Gefühl »Scham« oft so stark abgespalten ist, dass es ohnehin wenig greifbar ist und daher auch nicht verbalisiert werden kann (Lammers 2016). Wenn man beim Körpergefühl bleibt, welches häufig als »diffus« beschrieben wird, kann auch dieses eher vage anmutende Körpersymptom symbolisiert und als Wesen visualisiert werden. Eine bekannte imaginative Übung findet sich dazu in der Akzeptanz- und Commitment-Therapie (ACT), in der aversiv erlebte Kognitionen, Gefühle und Körpersymptome als »Monster am Wegrand« (Wengenroth, 2017) beschrieben werden. Dabei geht es nicht darum, das Monster loszuwerden, da dies in der Regel nicht so einfach funktioniert und eher zu mehr Frustration führt, sondern es in irgendeiner Form »mitzunehmen«, indem es z. B. an die Hand genommen oder auf einem Wagen hinterhergezogen wird (Wengenroth 2017, S. 38 f.). Dies lässt sich zum Umgang mit aversivem maladaptiven Schamerleben gut in eine hypnotherapeutische Intervention einbetten, die je nach Vorlieben des Patienten auch gut ohne Induktion und mit offenen Augen durchgeführt werden kann. Zunächst ist es hilfreich, wenn die Patientin das aversive Erleben schildert, etwa als vages Druckgefühl in der Bauchgegend, ein niederschwelliges Anspannungsgefühl im Brustbereich oder was auch immer. Zu diesem Gefühl soll die Patientin dann ein Wesen assoziieren. Hier sind daher Suggestionen hilfreich, die assoziative Kognitionen anstoßen:

»Und wenn Sie nun dieses dumpfe, diffuse Gefühl im Bauch wahrnehmen, dann schauen Sie einmal, was auftaucht, wenn dieses Körpergefühl die Gestalt eines Wesens oder einer Figur annimmt … [Pause] Erlauben Sie sich, dieses Gefühl in ein Wesen verwandeln zu lassen … und was immer sich zeigt, ist okay … Schauen Sie einfach, was auftaucht …«

Wichtig ist es, der Patientin etwas Zeit zu geben und die Sprechpausen einige Sekunden lang auszuhalten, um den assoziativen Prozess nicht zu stören. Taucht ein Wesen auf, lässt man sich dies beschreiben. Je nachdem, wie viel man die Patientinnen detailliert beschreiben lässt, verhindert man auch das Abrutschen in eine zu tiefe Trance, da das Sprechen die Trance verflacht. Wichtig ist auch hier, sich gelegentlich zu erkundigen, ob die Hypnose annehmbar ist und gut ausgehalten werden kann. Mit dem Wesen kann dann individuell weitergearbeitet werden. Dabei kann man nachfragen, ob das Wesen irgendetwas Bestimmtes tut oder ob die Patientin einen bestimmten Impuls verspürt, wie sie mit dem Wesen umgehen soll. Hier ist es wichtig, der Patientin Zeit zu geben und nicht zu viele suggestive Elemente zu platzieren, um den unbewussten Prozess nicht zu beeinflussen. Offene Fragen wie: *»Können Sie irgendeinen Impuls wahrnehmen?«, »Wie geht es Ihnen, wenn Sie sich das Wesen nun so anschauen?«*, bringen eher authentische Wahrnehmungen ans Licht als Suggestivfragen wie: *»Möchten Sie das Monster vielleicht streicheln?«* oder *»Ist Ihnen nicht danach, das Monster an die Hand zu nehmen?«*.

Sollten sich andere Assoziationen als ein Wesen ergeben, z. B. abstrakte Formen oder Farben, so kann man auch hier prüfen, ob sich daraus etwas Sinnvolles für die Patientin ergibt oder ob es ratsamer ist, die Trance gezielt zu lenken oder ggf. zu beenden.

4.3.2 Einsatz von Metaphern und Geschichten zur Überwindung von Scham

Unangemessenes Schamerleben ist häufig die Folge massiv frustrierter Grundbedürfnisse und insbesondere des existentiellen Bedürfnisses nach Bindung und Nähe (Lammers 2016). Eine Möglichkeit, maladaptives Schamerleben erträglicher zu machen, ist das Nachholen des Erlebens von Bindung, Nähe, Autonomie in einem angemessenen und zuträglichen Rahmen. Mit dem Einsatz von Geschichten, Metaphern und Parabeln lassen sich hier gut indirekte hypnotherapeutische Interventionen nutzen, insbesondere bei Patienten, die für eine direkte Konfrontation mit verletzenden Situationen und korrigierende Erfahrungen nicht stabil genug sind oder sehr leicht in stark ausgeprägte regressive Zustände abrutschen. Mit dem Erzählen von Geschichten lassen sich sehr gut reine Suggestionshypnosen gestalten, ohne das Problem direkt anzusprechen. Hier ist eine gute Intuition des Therapeuten gefragt, die richtige Geschichte zum richtigen Zeitpunkt auszuwählen. Therapeutisch wertvolle Geschichten finden sich z. B. in den Erzählungen von Jorge Bucay (2020). Das Erzählen von Geschichten ist eine sehr typische Erickson'sche

Vorgehensweise, die keine formale Induktion erfordert. Als Einstieg zum Erzählen einer Geschichte eignen sich etwa folgende Formulierungen:

»Wissen Sie, mir hat letztens ein Freund eine Geschichte erzählt, und da musste ich irgendwie an Sie denken …«
»Wenn Sie mir so erzählen, wie Sie sich beim letzten Besuch bei Ihrer Mutter gefühlt haben, muss ich spontan an eine Geschichte denken, die ich mal gehört habe …«
»Ich weiß gar nicht, warum mir das jetzt gerade einfällt, aber wo Sie das gerade sagen, muss ich an die Geschichte […] denken, kennen Sie die?«

Geschichten eignen sich auch gut zum Reframing aversiver Erfahrungen, die sich als Keimzelle von Ressourcen entpuppen können. Da gerade BPS-Patienten ihre oftmals über viele Jahre ausgehaltenen harten Erfahrungen aus Kindheit und Jugend eher als Schwäche interpretieren und sich dafür schämen, können diese mittels einer Geschichte als Basis für Resilienz und Stärke eingeordnet werden. Viele BPS-Patienten haben in Kindheit oder Jugend erlebt, dass andere Mitmenschen um sie herum mehr Wertschätzung oder Fürsorge als sie selbst erfahren haben. Dies wird häufig sehr defizitär eingeordnet und führt zu unterschiedlichen Problemen, wie etwa reduziertem Selbstwerterleben oder mangelnder Selbstfürsorge. Ist dieses defizitäre Erleben des Patienten vom Therapeuten ausreichend validiert und das damit verbundene Leid gesehen worden, kann man im nächsten Schritt dieses Defizit in einem alternativen Kontext einordnen und einem Reframing unterziehen. Dabei soll deutlich werden, dass die Patienten ohne die Bewältigungsstrategien, die sie sich aufgrund des erlebten Leids angeeignet haben, ihr Leben nicht hätten meistern können. Die folgende Geschichte eignet sich dazu, an dem Grundbedürfnis nach Bindung und Selbstwert mit Patienten zu arbeiten (in Anlehnung an eine Idee von Meiss 2015 in: Lammers 2016, S. 430 f.):

Die zwei Bäume

In einem schön angelegten Garten befanden sich zwei Bäume, die nur wenige Meter auseinanderstanden. Sie waren von gleicher Sorte, und es gab in dem Garten einen Gärtner, der sich um all die Pflanzen und auch um die Aufzucht der Bäume zu kümmern hatte. Aus irgendeinem unerfindlichen Grund, den niemand kannte, bevorzugte der Gärtner von Anfang an den Baum, der auf der linken Seite stand, während er dem auf der rechten Seite kaum Beachtung schenkte. Bereits als die Bäumchen gerade mit ihren noch zarten und verletzlichen Ästchen eingepflanzt worden waren, kam er täglich, um nach dem linksstehenden Baum zu sehen, räumte jedes kleine Steinchen zur Seite, welches den kleinen Baum stören könnte, sorgte für Windschutz, damit die Zweige nicht abbrachen, wässerte ihn regelmäßig, wenn es trocken war, und sprach sogar mit ihm. Es gab Tage, da las er dem Baum sogar Geschichten aus seinem Lieblingsbuch vor, aber nur so leise, dass der Baum auf der rechten Seite nichts davon verstand. Der rechte Baum war darüber sehr betrübt und er hatte keine Ahnung, warum er nicht in der Gunst des Gärtners stand. Er konnte sich noch so sehr bemühen, die Äste hängen zu lassen, um deutlich zu machen, dass er mehr Wasser benötigte, oder mit all seinen Kräften, die er mühsam aufbringen musste, schöne Blüten hervorzuzaubern, um zu gefallen – es half alles nichts, er wurde nicht weiter beachtet. War es da ein Wunder, dass der linke Baum viel schneller größer wurde und immer schönere Äste und Blüten vorzuweisen hatte als der rechte Baum? Dieser hatte mit seinen Wurzeln in der Erde zu kämpfen, um an unbequemen Steinen vorbeizugelangen, und scheuerte sich dabei wund. Währenddessen sorgte der Gärtner dafür, dass die Wurzeln des linken Baums in schöner weicher Erde standen, und sich ungehindert ausbreiten konnten, sodass nichts ihr Wachstum störte. So gingen viele Jahre ins Land, in denen der rechte Baum oft eine schwere Zeit hatte, mit harter Erde und Trockenheit kämpfte, Parasitenbefall aushalten und obendrein so manch abschätzige Bemerkung des Gärtners über sein Aussehen erdulden musste. Der linke Baum war inzwischen deutlich höher und breiter, hatte wohlgeschwungene Äste und viel mehr Laub und Blüten vorzuweisen als sein Nachbar. Jedes noch so kleine parasitäre Tierchen wurde sofort entfernt und bei jedem Anzeichen von Unwohlsein bemühte sich der Gärtner, so schnell wie möglich Abhilfe zu schaffen.

Da zog eines Tages ein mächtiger Sturm auf. Ein Sturm, wie es ihn seit fast hundert Jahren nicht mehr gegeben hatte. Starke Windböen zogen über das Land und rüttelten unbarmherzig an allem, was sich ihnen in den Weg stellte. Auch die beiden Bäume in dem Garten erwischte die Wucht des Sturmes mit aller Gewalt. Der Windschutz, den der Gärtner für den linken Baum aufgestellt hatte, war im Nu fortgeweht. Nun gab es kein Halten mehr, und auch der Gärtner konnte sich seinem geliebten Baum nicht zur Seite stellen, ohne dabei sein eigenes Leben zu riskieren. So kam es, dass der linke Baum dem Sturm wenig entgegenzusetzen hatte, da seine Wurzeln, die es immer leicht gehabt hatten und keine Widerstände gewohnt waren, sich nicht lange in dem weichen Erdboden halten konnten. Zudem waren das üppige Laub und die gewaltigen schweren Äste eine willkommene Beute für den Sturm, da die breiten Flächen eine gute Angriffsfläche boten. Die herrlichen Äste brachen einer nach dem anderen ab, und das Laub wurde in alle Himmelsrichtungen verstreut. Die Wurzeln konnten den mächtigen Baumstamm schließlich nicht mehr im Erdreich halten. Mit einer heftigen Böe wurde der linke Baum schließlich umgerissen, die Wurzeln donnerten aus dem weichen Boden und der Baum fiel der Länge nach krachend auf die Erde.

Als sich der Sturm nach vielen Stunden endlich verzogen hatte, stand nur noch ein Baum in dem zerzausten Garten. Er war vielleicht nicht der allerschönste und einige Äste und etwas Laub hatte er auch verloren. Aber sein Stamm war ganz und heil, und seine fest verankerten Wurzeln hatten ihn stabil in der Erde gehalten.

4.3.3 Stolz als Gegenpol zu Scham und Schuld erleben

Stolz kann als »positives« Gegengefühl zu Scham angesehen werden (Lammers 2016). Patientinnen, die sich darauf einlassen können, kann man daher eine ressourcenorientierte »Stolz-Hypnose« anbieten, in der sie diesem Gegenpol einmal angemessen Zeit und Raum geben. Da der innere Kritiker in Trance deutlich reduziert wahrgenommen wird, kann Hypnose ein Erleben von Stolz ermöglichen, welches im Wachzustand nicht zugänglich ist. Aus meiner Sicht ist es immer hilfreich, als Therapeutin zu betonen, dass sich die Patientin dies erlauben darf. Man sollte nicht unterschätzen, welche Instanz die Therapeutin für ihre Patientin darstellt. Von ihr werden vielleicht Dinge angenommen, die die Patientin sich selbst nicht so einfach erlauben würde (s. dazu auch das Fallbeispiel in Kapitel 4.4.3).

In Bezug auf eine »Stolz-Hypnose« kann man die Patientin zunächst fragen, wo sie sich schon einmal so richtig stolz gefühlt hat. Manche Patientinnen benötigen eventuell die Unterstützung der Therapeutin, die sich vorher noch einmal mit der Anamnese der Patientin beschäftigen sollte, um ihre potentiellen Ressourcen auf dem Schirm zu haben. Meiner Erfahrung nach finden alle Patientinnen über kurz oder lang eine Situation, in der sie sich schon einmal stolz oder erhaben gefühlt haben. Dieses Gefühl wird dann in der Trance im Sinne einer Ressource wieder aufgerufen und intensiv erlebt. Dabei ist es hilfreich, sich insbesondere auf die Körperwahrnehmung zu fokussieren, da Schamerleben ja oft über diffuse Körpersignale wahrgenommen wird und auf diese Weise durch das Erleben von Stolz »neutralisiert« werden kann. Zeigt sich die aufgerufene Situation mit dem Stolzgefühl als hilfreich, kann sie auch als Audioaufnahme aufgenommen und der Patientin zur Verfügung gestellt werden. Vor herausfordernden Situationen kann sich die Patientin die Aufnahme anhören und anstreben, das hilfreiche Gefühl daraus mitzunehmen. Im Idealfall kann es auf diese Weise zu einer korrigierenden Erfahrung etwa in einer Konfliktsituation kommen. Bei regelmäßiger Übung kann sich maladaptives Schamerleben durchaus kleinschrittig reduzieren, was wiederum das Erleben von Ressourcen erleichtern wird.

4.4 Kognitive Umstrukturierung in Trance

Bei zahlreichen psychischen Störungen spielen bewusste oder unbewusste automatische Gedankengänge eine Rolle, die auf dysfunktionalen Grundüberzeugungen beruhen. Dadurch kommt es zu ungünstigen Verhaltensweisen wie etwa sozialem Rückzug oder Vermeidungsverhalten, die das Störungsbild aufrechterhalten. Patienten mit einer Depression fällt es bekanntermaßen schwer, eine objektive Sicht auf ihre Wahrnehmung einzunehmen, sodass die Annahmen über sich selbst rigide bestehen bleiben und als wahr erlebt werden. In der kognitiven Verhaltenstherapie wird durch die Entwicklung von Realitätstests angestrebt, dysfunktionale Grundüberzeugungen (synonym »Glaubenssätze«) wie etwa »Ich kann nichts«, »Ich bin nichts wert« oder »Niemand mag mich« kritisch zu hinterfragen und eine kognitive Umstrukturierung zu erzielen, um zu alternativen Gedanken und Handlungen zu gelangen. Dabei werden klassische kognitive Strategien eingesetzt wie entgegengesetztes Handeln, hedonistisches Disputieren oder der sokratische Dialog (de Jong-Meyer 2009). Dieses Vorgehen lässt sich sehr gut mit hypnotherapeutischen Strategien verknüpfen, um das Erleben von funktionalen Annahmen zu ermöglichen und dabei gleichzeitig die Probleme aufzuspüren, die das Annehmen von hilfreichen Sätzen über sich selbst behindern. Immerhin kann man davon ausgehen, dass das Internalisieren von Grundüberzeugungen unbewusst und suggestiv geschieht, meist durch verbale oder nonverbale Kommunikation von engen Bezugspersonen. Insofern sind suggestive Ansätze beim »Umschreiben« von negativen Grundüberzeugungen ebenfalls hilfreich. Auch bei kognitiven Verfahren wird darauf hingewiesen, wie wichtig es ist, die Patienten in ein »Erleben« auf den Ebenen des motorischen Verhaltens, Emotionen und physiologischen Gefühlsindikatoren kommen zu lassen, und nicht auf der »kalten« Ebene der intellektuellen Neuinterpretation zu verbleiben (de Jong-Meyer 2009, S. 620). Dies kann man mittels einer direkt oder indirekt induzierten Trance sehr gut und rasch erzielen, was wieder ein schönes Beispiel dafür ist, wie gut sich verhaltenstherapeutische Ansätze mit Hypnotherapie kombinieren lassen. In diesem Kapitel werden daher Möglichkeiten hypnotherapeutischer Interventionen beschrieben, um dysfunktionale Grundüberzeugungen zu entschärfen, indem eine kognitive (und emotionale) Umstrukturierung in Trance erfolgt. Diese können gerade bei BPS-Patienten auch gezielt zur Arbeit an selbstschädigenden Verhaltensweisen genutzt werden, wie ein Fallbeispiel aus der Praxis zeigen wird.

4.4.1 Allgemeine Vorbereitung für die Arbeit an dysfunktionalen Grundüberzeugungen in Trance

Bevor die eigentliche hypnotherapeutische Arbeit mittels Umstrukturierung in Trance erfolgen kann, ist eine psychoedukative Schulung und die eher kognitive Erarbeitung von dysfunktionalen Leitsätzen und Grundüberzeugungen indiziert (de Jong-Meyer 2009). Zunächst ist es wichtig, dass die Patientin versteht, wie dysfunktionale Grundüberzeugungen aufgrund suggestiver Elemente entstehen. Viele Patientinnen erinnern sich im Rahmen solcher Erklärungen an wiederkehrende Bemerkungen von Bezugspersonen, die für das Internalisieren ihrer wenig hilfreichen Selbstannahmen mitverantwortlich sein könnten. Dies kann bereits dazu führen, ein wenig Distanz zu der Grundannahme zu schaffen. Die Therapeutin benennt – z.B. durch geleitetes Entdecken – die »Schwierigkeiten«, die diese inneren Annahmen mit sich bringen, und deren Charakteristika, wie etwa das Stellen von absoluten Forderungen und extreme Formulierungen wie »Ich muss immer …« oder »Es darf nie sein, dass …«. Schrittweise kann man dann von diesen Extremformulierungen wegkommen und wohlwollende Leitsätze formulieren. Dabei ist es wichtig, am Ende keine 180-Grad-Wende des Satzes zu haben, indem aus dem Satz »Ich muss immer pünktlich sein!« ein »Ich muss nicht immer pünktlich sein!« wird. Die Sätze ähneln sich zu sehr, als dass der zweite Satz verlässlich zu einer nachhaltigen Veränderung im Umgang mit sich selbst führt. Idealerweise kommt man daher am Ende zu einem Satz, der sich sprachlich von dem Eingangssatz deutlich abhebt.

Patientinnen mit einer BPS haben naturgemäß Schwierigkeiten, einen gut aushaltbaren hilfreichen Satz für sich selbst zu finden.

Dabei kann ein Perspektivwechsel von Nutzen sein, da es Patientinnen häufig leichterfällt, einer nahestehenden Person, die die gleichen Probleme aufweist, einen Ratschlag zu geben. Weiterhin ist es sinnvoll, ressourcenorientiert zu arbeiten und z.B. zu Fragen: »Was bräuchten Sie denn, um …?« Auch der kleinste Anhaltspunkt, der kleinste Schritt in Richtung hilfreicher Veränderung benötigt dann entsprechende Verstärkung und Cheerleading von Seiten der Therapeutin, auch wenn die Ambivalenz bei ihrer Patientin weiterhin noch erheblich sein mag. Auch mit Sätzen wie: »Ich darf mir Unterstützung holen, wenn ich sie brauche« oder »Ich darf mich jederzeit im Stationszimmer melden, wenn ich Selbstverletzungsdruck verspüre«, kann man gut arbeiten. Solche hilfreichen Handlungsanweisungen kann man gerade bei BPS-Patientinnen nutzen, um selbstschädigende Verhaltensweisen zu reduzieren (s. Kapitel 4.4.3).

Beispiel für die Erarbeitung einer hilfreichen Grundüberzeugung: *»Ich darf nie Fehler machen!«*

Dieser innere Satz findet sich sehr häufig bei Patienten (und Therapeuten!) in ihren Grundüberzeugungen. Er weist viele Charakteristika unangemessener Formulierungen auf: Er ist extrem (»nie«), sehr einprägsam (kurz und bündig), vermessen und alles andere als wohlwollend. Diese Formulierung kann nun gemeinsam mit dem Patienten in mehreren Schritten verändert werden, um einen angemessenen Satz zu finden, an dem man sich in entsprechenden Situationen orientieren kann:

»Ich sollte nicht so viele Fehler machen!«
»Es ist in Ordnung, auch mal einen Fehler zu machen.«
»Es ist in Ordnung, wenn mir mal was nicht gelingt.«
»Es ist in Ordnung, wenn ich nicht immer alles richtig mache.«
»Ich bin auch in Ordnung, wenn ich nicht immer alles richtig mache.«

In diesem Prozess wird die extreme Formulierung »nie« zunächst eliminiert und im weiteren Verlauf das Wort »Fehler« durch Umschreibung ebenfalls herausgenommen. Bevor der Patient mit der »Ich«-Formulierung abschließend eine wohlwollende Formulierung findet, kann das »Ich« zunächst durch »Es ist« ersetzt werden, da dies in der Regel leichter anzunehmen ist. Der letzte Satz unterscheidet sich deutlich von dem Eingangssatz und wird sich zunächst sehr »falsch« und unstimmig für die Patientinnen anfühlen. Dass die neuen Sätze daher naturgemäß zunächst auf viel Widerstand stoßen, ist ein wichtiger Aspekt, der ausreichend Validierung zur Förderung von Commitment benötigt. Dabei lässt sich gut mit passenden Metaphern arbeiten. Ich persönlich ziehe gerne folgenden Vergleich, der bereits in Kapitel 3.2.3 beschrieben wurde:

»Vielleicht können Sie nachvollziehen, wie es ist, wenn Sie eine ganze Weile in schlecht sitzenden Schuhen herumgelaufen sind. Sie sind so lange in Schuhen herumgelaufen, die Ihnen nicht passen und die Ihren Füßen langfristig sogar schaden können, dass Sie gar nicht mehr mitkriegen, wie schlecht die Schuhe für Ihre Füße sind. Wenn Sie sich dann plötzlich nach einer Weile neue Schuhe kaufen, die richtig gut sitzen und Ihren Füßen guttun, fühlt sich das am Anfang wahrscheinlich erst einmal sehr komisch an. Vielleicht fühlt es sich sogar zunächst schlechter an als mit den alten Schuhen, einfach, weil es so ungewohnt ist. Aber wenn Sie sich erlauben, eine Weile mit den neuen, richtig gut sitzenden Schuhen herumzulaufen, werden Sie merken, dass es sich sehr bald besser anfühlen wird. Es wird immer angenehmer, und sie können merken, wie gut die neuen Schuhe für Ihre Füße sind, da sie genug Platz haben und stabil gehen können, auch wenn das am Anfang nicht so wirklich wahrnehmbar ist …«

Auf diese Weise kann man mit indirekten suggestiven Techniken bereits eine leichte Trance induzieren und für den Patienten passende Suggestionen platzieren, um auf die Arbeit an neuen Grundüberzeugungen vorzubereiten. Im späteren Verlauf kann es zudem hilfreich sein, auf diese Metapher zurückzukommen, wenn die Patientin über Unannehmlichkeiten berichtet, die die neuen Sätze in ihr auslösen.

4.4.2 Arbeit an hilfreichen Grundüberzeugungen mit Karten im Raum

Eine Möglichkeit, im therapeutischen Setting an der Annahme hilfreicher Grundüberzeugungen zu arbeiten, bietet die Arbeit mit Karteikarten, auf denen wünschenswerte Annahmen stehen, die im Raum ausgelegt werden. Zunächst einmal wird besprochen, welche hilfreichen Sätze sich in der aktuellen Situation eignen und denen sich der Patient nähern möchte. Dabei kann man hierarchisch vorgehen – wie etwa bei dem Erstellen einer Angsthierarchie – und die neuen Grundüberzeugungen auf einer Skala von 0–100 bewerten, je nachdem, wie schwierig es vom Patienten erlebt wird, diese annehmen zu können. Je höher die Zahl, desto unstimmiger wird der Satz erlebt. Auf diese Weise zeigt sich, welcher Satz am »schwierigsten« ist und welche Sätze nur wenig Anspannung und unangenehmes Erleben auslösen.

Beispielhierarchie von neuen Grundüberzeugungen, die sich unstimmig anfühlen:

»Ich darf mich angenommen und geborgen fühlen.« (100)
»Ich darf meine Wünsche und Bedürfnisse jederzeit äußern.« (95)
»Es ist in Ordnung, wenn ich mich über etwas freue.« (85)
»Wenn ich nicht immer alles richtig mache, heißt das nicht, dass ich ein schlechter Mensch bin.« (75)
»Wenn ich Unterstützung benötige, darf ich mir von meinem Therapeuten Hilfe holen.« (65)

Je allgemeiner die Annahmen gehalten werden (z.B. »Ich bin ein selbstbewusster Mensch«), desto schwieriger ist es in der Regel für Patienten, sich darin zu sehen. Je konkreter und situationsbezogener die Formulierungen gewählt werden, und dies kann man sich gerade in Bezug auf dysfunktionale Verhaltensweisen zunutze machen (s. Kapitel 4.4.3), desto eher gelingen Formulierungen, die zumindest in Ansätzen als stimmig wahrgenommen werden. Analog zu Konfrontationsübungen sollte man nicht mit Sätzen arbeiten, die zu aversiv sind und das Anspannungsniveau deutlich über 70 bringen. Mit Sätzen, die unangenehmes Erleben und eine Anspannung im

Bereich zwischen 50 und 70 auslösen, kann man meiner Erfahrung nach problemlos starten.

Bei dieser Intervention stehen Patient und Therapeut nach Möglichkeit im Raum und es erfolgt durch die Fokussierung auf die Sätze eine indirekte Tranceinduktion. Das Stehen hilft dabei, den Patienten nicht in eine zu tiefe Trance abrutschen zu lassen. Ggf. kann man bei hoher Dissoziationsneigung die Intervention auch auf einem Wackelbrett durchführen, um durch die Zentrierung des Körpers ein zu starkes dissoziatives Abdriften zu vermeiden. Die Intervention wird dann wie folgt durchgeführt:

- Die ausgewählten »neuen« Sätze, die der Patient in einem leichten Trancezustand erleben soll, werden auf große Karteikarten geschrieben (die Schrift sollte so gewählt werden, dass sie aus zwei bis drei Metern Entfernung gelesen werden kann). Es sollte mit zwei bis maximal drei Leitsätzen innerhalb einer Intervention gearbeitet werden
- Der Patient stellt sich nun an eine Stelle des Raumes, sodass einige Meter Platz vor ihm sind.
- Der Therapeut beginnt mit dem Satz, der am »leichtesten ertragen« werden kann und fragt den Patienten, in welchem Abstand die Karte mit diesem Leitsatz vor ihm liegen darf. Dabei geht es darum, den Patienten intuitiv spüren zu lassen, welchen Abstand er zu diesem Satz braucht. In diesem Stadium wird dadurch ein leichter Trancezustand erzeugt, der durch Formulierungen wie *»Spüren Sie einfach ein wenig in sich hinein, wie weit oder nah dieser Satz Ihnen nun sein darf… Schauen Sie einfach, wo der Satz gerade liegen darf…«*
- Interessanterweise spüren die Patienten in der Regel sehr schnell, was damit gemeint ist und können ziemlich präzise angeben, wie weit der Satz entfernt sein muss, um gut aushaltbar zu sein.
- Der Therapeut legt die Karte dann genau an diesen Platz und bittet den Patienten, mit der Aufmerksamkeit bei diesem Satz zu bleiben und zu prüfen, ob die Karte dort bleiben kann oder noch verschoben werden soll.
- Diese Prozedur wird mit den anderen Karten wiederholt. Der

Patient soll dann am Ende noch einmal prüfen, ob die Karten im richtigen Abstand zueinander liegen und noch Korrekturen erforderlich sind.

- Der Therapeut bespricht nun mit dem Patienten, welcher Satz sich am besten eignet, um weiter ins Erleben zu kommen. Sätze die zu »einfach« sind und quasi direkt vor den Füßen des Patienten liegen, eignen sich ebenso wenig wie solche, die sehr weit weg liegen oder gar nicht mehr im Raum ausgehalten werden. Dabei ist es wichtig zu beachten, dass sich im Trancezustand der Schwierigkeitsgrad der Sätze durchaus anders anfühlen kann, als im normalen Wachzustand.
- Der Therapeut legt nun den Fokus auf den ausgewählten Satz und induziert durch eine entsprechende Sprechweise eine leichte Trance bei dem Patienten. *»Erlauben Sie sich, nun diesen Satz zu spüren und schauen Sie, wie es sich anfühlt, ihn so da liegen zu sehen …«* Dabei kann man die Trancetiefe recht gut steuern, indem die Sprechpausen länger oder kürzer gehalten werden, sowie durch die Aktivität der Stimme.
- Der Patient wird anschließend gebeten zu berichten, was er erlebt. Dies kann man dann ebenfalls zur Steuerung der Trancetiefe nutzen. Über Gedanken zu sprechen verflacht die Trance, während das Erleben von Emotionen und Körperempfindungen die Trance eher vertieft.
- Anhand der Rückmeldungen des Patienten ist es dann Aufgabe des Therapeuten zu entscheiden, wie lange diese Intervention dauert und wann ein guter Zeitpunkt ist, diese zu beenden. Dies kann z.B. sein, wenn der Patient berichtet, sich etwas leichter zu fühlen, oder eine interessante Assoziation auftaucht, die den weiteren therapeutischen Prozess voranbringt. Dabei kann man den Patienten auch fragen, was er gerade braucht und sich wünscht, um den Satz besser aushalten zu können. Dies können z.B. aufmunternde Worte, eine ausdrückliche Erlaubnis für auftauchende Wahrnehmungen oder eine haltgebende Berührung an der Schulter sein. Wichtig ist es, dem Patienten das Gefühl zu geben, ein verlässlicher Begleiter zu sein und ihm so gut es geht zu helfen, sich seinem neuen hilfreichen Satz zu nähern.

- Nimmt die Aversion gegenüber dem neuen Satz im Verlauf der Übung ab, kann man den Patienten fragen, ob er einen Schritt auf den neuen Satz zugehen möchte. Hierbei ist eine gute Intuition vom Therapeuten gefragt, zu spüren, welches Maß angemessen ist, um den Patienten nicht zu überfordern.
- Sollte der Therapeut den Eindruck haben, dass der Patient Schwierigkeiten mit der Übung hat, ist es selbstverständlich notwendig, den Patienten zu fragen, ob evtl. mit einem anderen Leitsatz weitergearbeitet werden soll, oder ggf. die Intervention zu beenden.
- Im Idealfall kann sich der Patient am Ende auf den neuen Satz zubewegen. Es ist auch ein gutes Zeichen, wenn sich im Verlauf der Übung ein leichter Spannungsabfall zeigt, auch wenn der Patient sich dem Satz physisch noch nicht nähern kann.

Wenn sich der Patient darauf einlassen kann, besteht eine mögliche Hausaufgabe darin, sich den neuen Satz im Alltag immer einmal wieder beiläufig anzuschauen, sodass er sich nach und nach verinnerlichen lässt. Auf diese Weise kann man »den Spieß umdrehen« und durch autosuggestives Arbeiten etwas ausgleichen, was früher einmal durch ähnliche Strategien im Patienten Fuß gefasst hat. Dadurch kann sich der Patient Schritt für Schritt an den neuen »Begleiter« gewöhnen, der mittel- bis langfristig hilfreich für ihn sein soll.

Diese Arbeit eignet sich auch hervorragend für Supervisionsanliegen und als Modul in der Selbsterfahrung. Dazu wird im folgenden Fallbeispiel die eben beschriebene Vorgehensweise mit einer Kollegin erläutert, die mit ungünstigen Grundannahmen im Rahmen ihrer therapeutischen Tätigkeit zu kämpfen hat.

FALLBEISPIEL Frau J.: »Ich bin eine souveräne Therapeutin«

In einem Workshop demonstriere ich das o. g. Vorgehen mit einer teilnehmenden Kollegin, die sich freundlicherweise zur Verfügung stellt. Frau J. ist Psychologische Psychotherapeutin und berichtet, dass sie sich in Patientenkontakten häufig unsicher fühlt und sich nicht das Gefühl einstellt, eine wirklich »gute Therapeutin« zu sein. Beim Erarbeiten hilfreicher Grundüberzeugungen, die ihr sichtlich schwerfallen, landen wir schließlich bei dem Satz: »Ich bin eine souveräne Therapeutin«, der eine spürbare körperliche Abwehrreaktion in Form eines kurzen Zurückweichens auslöst. Frau J. schätzt die »Schwierigkeit« dieses Satzes auf etwa 70 ein und möchte sich auf die Arbeit damit einlassen. Sie platziert ihn etwa in zwei Meter Entfernung vor sich auf dem Boden. Ich stelle mich neben sie und begleite sie in ihrem Erleben, was dieser Satz in ihr auslöst. Sie berichtet zunächst über ein Beklemmungsgefühl im Oberkörper und ich lasse ihr Zeit, dies zu spüren und wahrzunehmen. Sie kann sich dem Satz auch nicht weiter nähern. Bei der Frage, was sie dafür bräuchte, berichtet sie, dass sie Ermunterung bräuchte und das Gefühl von Halt. Dabei bemerkt sie, dass sie dieses Gefühl durch meine Begleitung durchaus spüren und auf den Satz nun zwei kleine Schritte zugehen kann. Es wird deutlich, dass bei Frau J. ein starkes inneres Erleben auftritt und sie mit dem Auftreten intensiver Emotionen kämpft. In einem therapeutischen Setting hätte ich die Patientin nun begleitend gefragt, ob sie sich diesen Emotionen zuwenden kann und möchte. In einem Workshop mit knapp zwanzig Teilnehmerinnen in einem Raum erscheint mir dies in diesem Fall nicht angemessen, und ich validiere die Wahrnehmungen: »Es ist gut, dass Sie nun genau das spüren können, was sich zeigt … Und vielleicht können Sie sich erlauben, all diesen Themen einmal Raum und Zeit zu geben … Auch wenn vielleicht nicht gerade jetzt der richtige Zeitpunkt dafür ist … Und so ist es ganz sicher hilfreich, dass sich all das einmal zeigen konnte …« Die Patientin nickt, als ich sie frage, ob wir die Trance an dieser Stelle beenden wollen. Zur Reorientierung bitte ich sie, ein paar Mal tief durchzuatmen und den Blick in die Weite des Raumes schweifen zu lassen.

Im Nachgespräch berichtet Frau J., wie überrascht sie gewesen sei, was der Satz »Ich bin eine souveräne Therapeutin« bei ihr ausgelöst habe. Sie berichtet über Erinnerungen an länger zurückliegende Ereignisse, die ihr nun bewusst geworden seien und eine Rolle bei der auftretenden Unsicherheit in ihrem Praxisalltag spielen würden. Sie kann dieses »Material« nun mit in ihren Supervisionsprozess nehmen und dort weiterbearbeiten.

SELBSTERFAHRUNGS-TIPP!

Arbeit zu Grundüberzeugungen in Trance im Selbstversuch

Die in diesem Kapitel beschriebene Arbeit an den Grundüberzeugungen kann man auch ganz einfach für sich selbst ausprobieren, um eine Vorstellung davon zu bekommen, wie der Prozess funktioniert. Es ist dabei wichtig, intuitiv zu erleben, wie sich der Abstand von aversiv erlebten Sätzen anfühlt und verändert. Weiterhin soll dabei erlebt werden, wie sich durch den Trancezustand, in dem die Sätze betrachtet werden, bestimmte Assoziationen und Emotionen einstellen und entwickeln.

4.4.3 Kognitive Umstrukturierung durch Nutzen von Alltagstrancen

Die Arbeit mit hilfreichen Sätzen, die sich die Patientinnen regelmäßig durchlesen, vorlesen oder innerlich vorsagen sollen, ist eine autosuggestive Technik, die in diversen Variationen v. a. im Rahmen verhaltenstherapeutischer Interventionen angewandt wird, wie etwa beim Selbstverbalisationsansatz nach Meichenbaum (1972, 1991). Für Patientinnen, die für die unter 4.4.2 beschriebene Übung nicht genug Compliance oder Stabilität aufweisen, kann man gut spontane Trancezustände im Alltag nutzen, um hilfreiche Grundüberzeugungen zu internalisieren und auf diese Weise auch gut an dysfunktionalen Verhaltensweisen arbeiten. Dabei sollte man die Patientin zunächst darüber informieren, dass wir uns zu vielen Zeitpunkten des Tages in einer spontanen Alltagstrance befinden und dass dies etwas ganz Natürliches ist. Dies ist beispielsweise direkt nach dem Aufwachen der Fall oder kurz vor dem Einschlafen. Auch Tagträumerei ist ein häufiger, ganz normaler Zustand einer Alltagstrance, z. B. wenn wir ein Buch lesen, einen Film anschauen oder auf einer Autobahn unterwegs sind. Wichtig ist es, die Normalität solcher Zustände zu betonen und diese nicht als pathologisch dazustellen. In diesen Zuständen werden suggestive Elemente weniger durch den inneren Kritiker hinterfragt, sodass sie sich gezielt therapeutisch nutzen lassen, um selbst gewählte und erwünschte Suggestionen anzunehmen, die im weiteren Verlauf hilfreiche Veränderungen für die Patientin bereithalten sollen. Patientinnen sind hier in der Regel sehr kreativ. Manche speichern einen hilfreichen Satz beispielsweise auf ihrem Smartphone und lassen ihn sich regelmäßig anzeigen. Auch hier lassen sich hilfreiche Sätze auf Karten schreiben, wie unter 4.4.2 beschrieben, die in der Wohnung an verschiedenen Stellen aufgestellt werden, an denen sich die Patientinnen regelmäßig aufhalten, z.B. im Bad oder auf dem Nachttisch. Auf diese Weise lassen sich suggestive Elemente in den Alltag einbauen, bis sie sich einigermaßen normal anfühlen und im Verlauf zu positiven Veränderungen im inneren Erleben führen. Dies führt dann in der Regel auch zu funktionalen Veränderungen auf der Verhaltensebene. Für das gemeinsame Erarbeiten hilfreicher Sätze eignen sich daher Verhaltensanalysen sehr gut, insbesondere bei Patientinnen mit zahlreichen Problemfeldern. Auf diese Weise können die Sätze auf die aktuelle Ebene der Zielhierarchie abgestimmt werden, um den weiteren Therapieprozess günstig zu beeinflussen. Dies soll an folgendem Fallbeispiel deutlich werden, in dem es um die Reduktion von therapieschädigenden Verhaltensweisen geht:

Fallbeispiel Frau K.: Restriktives Trinkverhalten günstig beeinflussen

Fr. K. (23 Jahre, nicht berufstätig) befindet sich mit einer seit vielen Jahren bekannten ausgeprägten BPS zum wiederholten Male in vollstationärer DBT-Behandlung. Die Ich-Struktur kann aus psychodynamischer Sicht als mäßig eingeschätzt werden. Wie aus dem Verlauf der Diary Card im Laufe der ersten Behandlungswoche deutlich wird, zeigt die Patientin ausgesprochen selbstschädigende und -gefährdende Verhaltensweisen, da die tägliche Trinkmenge zeitweise lediglich wenige 100 ml beträgt. Die Patientin berichtet weiterhin über Kopfschmerzen und Konzentrationsprobleme, die vermutlich mit dem Flüssigkeitsmangel in Zusammenhang stehen. Da der Zustand der Patientin die Weiterführung der Therapie stark gefährdet, wird eine Verhaltensanalyse im Rahmen eines SORCK-Modells erstellt. Hieraus wird deutlich, dass die Patienten restriktives Trinken als Selbstbestrafung anwendet, wobei die Grundüberzeugung »Ich habe es nicht verdient zu trinken« herausgearbeitet werden kann. Dabei wird ein biografischer Zusammenhang deutlich, da die Patientin in der Befriedigung psychischer und physischer Grundbedürfnisse wie Nahrungs- und Flüssigkeitsaufnahme durch strafendes Verhalten ihrer Mutter zeitweise sehr eingeschränkt war. Die sich daraus internalisierten inneren Grundüberzeugungen, nichts wert zu sein, führen nun zu der hochgradig schädlichen Verhaltensweise. Auf ressourcenorientiertes Nachfragen, was die Patientin benötigt, um sich erlauben zu können, ihre Trinkmenge zu steigern, berichtet sie nach einigem Zögern, dass sie eine ausdrückliche Erlaubnis von Dritten dafür bräuchte. Im weiteren Gespräch stellt sich heraus, dass diese ausdrückliche Erlaubnis auch von Ärzten und Therapeuten für sie annehmbar sei. Die Patientin kann durch geleitetes Entdecken schließlich den Satz formulieren: »Ich darf mir jederzeit erlauben zu trinken!« Dieser wird auf eine Karte geschrieben und von der Bezugstherapeutin unterschrieben und abgestempelt. Die Patientin soll diese Karte tagsüber immer wieder anschauen und auf sich wirken lassen. Tatsächlich kann die Patientin im Verlauf der kommenden Woche ihre Trinkmenge auf über einen Liter pro Tag steigern und berichtet nach einigen Wochen, keine Probleme mehr mit der Aufnahme von Flüssigkeiten zu haben. Auf diese Weise kann diese therapiegefährdende Verhaltensweise gut abgestellt werden, was die Arbeit an anderen Problemfeldern ermöglicht, mit denen die Patientin zur Behandlung kommt.

Dieses Beispiel macht deutlich, wie gut sich einfach durchzuführende hypnotherapeutische Strategien für konkrete und umschriebene »Baustellen« im Therapiealltag eignen, die einen Fortschritt behindern oder gar die Therapie als solche gefährden. Aufgrund der ressourcenorientierten Anlage solcher Interventionen erreicht man nebenbei ein verbessertes Erleben von Selbstwirksamkeit und Kontrolle.

4.4.4 Die »warme Dusche« – Veränderung von Grundüberzeugungen durch suggestive Gruppenintervention

Eine in therapeutischen und pädagogischen Settings inzwischen recht verbreitete Intervention ist die sogenannte »warme Dusche«, die durch Komplimente bei Kindern und Erwachsenen den Selbstwert stärken sowie allgemein soziales Miteinander fördern soll. Im Grunde genommen handelt es sich hier um eine klassische suggestive Technik, die sich auch für BPS-Patienten in einem Gruppensetting eignet. Dabei gibt es unterschiedliche Vorgehensweisen, von denen hier eine vorgestellt wird, die sich meiner Erfahrung nach gerade am Ende einer Gruppensitzung gut durchführen lässt. Insbesondere bei Themen, in denen es um Wahrnehmen und Annehmen von (Grund-)Bedürfnissen geht, lässt sich diese Intervention gut integrieren. Das Vorgehen sollte vorher transparent erläutert werden, damit die Teilnehmenden wissen, was auf sie zukommt.

- Im ersten Schritt werden – ggf. am Flipchart – angenehme und hilfreiche Suggestionen für einen individuellen Patienten gesammelt. Häufig fällt es den Teilnehmenden, die dabei nicht selbst im Fokus stehen, leichter, passende Sätze zu finden, als der betreffenden Person selbst.
- Der Patient, der die »warme Dusche« erhalten soll, stellt sich anschließend in Begleitung des Therapeuten, der die Gruppe leitet, ca. zwei bis drei Meter vor das Flipchart, die anderen Teilnehmer sitzen in einem Stuhlkreis darum herum.
- Der Therapeut bittet den Patienten nun, sich die Sätze am Flipchart anzuschauen und einfach wirken zu lassen. Hier sind wohlwollende begleitende Suggestionen hilfreich, wie etwa: *»Erlauben Sie sich, auf diese Sätze zu schauen, die dort stehen … und schauen Sie, was Sie wahrnehmen können, wenn Sie sich die so ansehen … Alles, was Sie wahrnehmen, ist okay und darf sein …«*
- Je nach Reaktion des Patienten wird entsprechend weitergearbeitet: Der Therapeut fragt den Patienten, ob er über seine Wahrnehmung offen berichten möchte, diese für sich behalten will oder evtl. nur dem Therapeuten mitteilen möchte. Die Übung kann bereits hier beendet werden, wenn der Patient durch die wohlwol-

lenden Formulierungen in ein intensives Erleben gerät. Wichtig ist, nicht in ein zu ausgeprägtes »Überflutungserleben« zu kommen, was den Patienten emotional überfordert.

- Ist der Patient nach einigen Minuten bereit, die »warme Dusche« durch die anwesenden Teilnehmenden anzunehmen, werden diese gebeten, nun abwechselnd auf den in der Mitte des Raums stehenden Patienten zuzugehen und ihm eine der aufgeschriebenen Sätze am Flipchart ins Ohr zu flüstern.
- Nachdem der letzte der »flüsternden« Teilnehmer wieder an seinem Platz ist, soll der Patient die Suggestionen noch ein bis zwei Minuten wirken lassen. Der Therapeut befindet sich weiterhin an der Seite des Patienten, je nach Intuition in einem angemessenen Abstand. Auch hier ist es hilfreich, den Patienten mit annehmenden Suggestionen weiter zu begleiten: *»Wenn es für Sie möglich ist, so erlauben Sie sich nun, diese wohlwollenden Sätze weiter auf sich wirken zu lassen … vielleicht können Sie den einen oder anderen Satz, vielleicht auch alle* Sätze, *früher oder später für sich annehmen … wann auch immer der richtige Zeitpunkt dafür ist … «*
- Die Übung kann damit beendet werden. Der Therapeut sollte den Patienten anschließend erneut fragen, wonach ihm gerade ist, ob alles erst einmal so stehen gelassen werden kann, ob er der Gruppe etwas rückmelden möchte oder noch ein kurzes Gespräch im Nachgang mit dem Therapeuten benötigt. Wichtig ist natürlich auch, den Patienten für seine Teilnahme an der Intervention zu verstärken und zu benennen, dass es eine Portion Mut braucht, sich auf so etwas einzulassen.
- Da die Suggestionen im Anschluss nicht »zerredet« werden sollen, sollte eine ggf. stattfindende Abschlussrunde nicht zu lange dauern, sondern in erster Linie dazu dienen sicherzustellen, dass alle Teilnehmenden ausreichend stabil die Gruppe verlassen können.

Um das emotionale und physische Erleben in einem angemessenen Rahmen zu halten, ist es wichtig, die Auswahl der suggestiven Elemente gut zu steuern. Extrem warmherzige und besonders gut gemeinte Suggestionsvorschläge können schlicht zu überfordernd sein. Formulierungen wie »Du bist ein ganz besonders wertvoller

Mensch« können in Trance eine solche Wucht entfalten, die eher Krisenverhalten heraufbeschwören, da sie massiv abgewehrt werden müssen und als nicht aushaltbar erlebt werden. Hier ist es wichtig, dass der Therapeut die Auswahl begrenzt und der im Fokus stehende Patient benennt, welche Sätze bei ihm besonders viel Widerstand auslösen. Auch hier kann man sich einer Hierarchie bedienen und keine suggestiven Elemente für die warme Dusche auswählen, die in der Schwierigkeit, sie anzunehmen, über 60 oder 70 von 100 liegen. Es ist auch wichtig, sich klarzumachen, dass die Suggestionen nicht nur für den Patienten, der in der Mitte steht, wirksam sind, sondern auch auf die anderen Teilnehmenden wirken. Es ist daher notwendig, diese ebenfalls im Blick zu behalten und sicherzustellen, diese durch die Intervention nicht zu überfordern.

4.5 Bearbeiten von dysfunktionalen Introjekten in Hypnose

Bei einigen BPS-Patientinnen finden sich »innere Objekte«, die aufgrund realer Beziehungserfahrungen zu Introjekten geworden sind und als normgebende Instanzen fungieren (Wöller et al. 2018). Diese können sich als nichtpsychotische innere Stimmen oder Bilder manifestieren, meistens mit abwertenden, verurteilenden oder vernichtenden Inhalten. Verinnerlichte Introjekte sind mit der Symptomentwicklung einer BPS eng verbunden, beeinflussen alle Ebenen kognitiven, emotionalen und physischen Erlebens und haben damit entscheidenden Einfluss auf dysfunktionale Verhaltensweisen. Traumatisierte Patientinnen, die sexuellen, emotionalen oder sonstigem Gewalterleben ausgesetzt waren, können z. B. Täterintrojekte aufweisen, die unwillkürlich auftauchen und willentlich nicht zu beeinflussen sind. In diesem Zusammenhang ist es wichtig zu wissen, dass sich etwa bei drei Viertel aller BPS-Patientinnen reale sexuelle Traumatisierungen in der Anamnese finden (Zanarini et al. 2002). Da das Auftreten einer BPS so stark mit Traumatisierungsereignissen korreliert und die Symptomatik in vielerlei Hinsicht Patientinnen mit schweren Traumata ähnelt, wurde von einigen Autoren bereits vorgeschlagen, die BPS weniger als Persönlichkeitsstörung, sondern als Traumafolgestörung einzuordnen (Sack et al. 2011).

Introjekte können in vielerlei Gestalt auftauchen und von sehr realen Personen bis hin zu abstrakten Figuren reichen. Man sollte sich als Therapeutin im Klaren darüber sein, dass dieses aversive Erleben nicht spontan geschildert wird, da es als ausgesprochen schamhaft erlebt wird und die Patientinnen zudem Angst haben, von ihren Therapeutinnen für vollkommen »verrückt« erklärt zu werden. Die meisten können sich diese hochaversive innere Wahrnehmung selbst nicht erklären, was zu weiterer Selbstentwertung und -ablehnung führt. Es ist daher sinnvoll, im Rahmen der Erhebung des psychischen Befundes validierend und empathisch nachzufragen, ob die Patientinnen solche inneren Introjekte kennen. Durch einfühlsam vermittelte Informationen ist es wichtig, dieses Erleben zu entstigmatisieren, um an ggf. wichtige Informationen zu kommen. Selbst wenn sich die Patientin nicht gleich darauf einlassen kann, so mag sie sich vielleicht im weiteren Verlauf der Therapie ihrer Therapeutin damit anvertrauen, wenn eine ausreichend stabile therapeutische Beziehung etabliert ist.

Die Fähigkeit, Introjekte zu verinnerlichen und auf diese zu reagieren, kann hypnotherapeutisch durch die aktive Installation eines funktionalen Introjekts genutzt werden (s. Kapitel 1.5.2, Zindel 2015).

Eine weitere Möglichkeit besteht darin, die Patientin in Trance selbst erleben zu lassen, wie sie sich von dysfunktionalen Introjekten trennen kann. Hier macht man sich das klassische Wirkprinzip der modernen Hypnotherapie zunutze, indem man der Patientin ermöglicht, in einer Trance auf innere Ressourcen und Ideen zuzugreifen, die im Wachzustand nicht zugänglich sind. Auf diese Weise können auch recht instabile Patientinnen bei entsprechend gut geleiteter Hypnose von dieser Vorgehensweise profitieren. Die Patientinnen erleben sich dadurch handlungsfähig und selbstwirksam, was sich positiv auf den Selbstwert auswirkt und Handlungskompetenzen stärkt. Dies sei im Folgenden anhand zweier Fallbeispiele geschildert, wobei im ersten Fall eine rein imaginative Hypnose angewendet wird, und im zweiten Fall körpertherapeutische Elemente in Trance ergänzt werden.

4.5.1 Entmachtung eines Introjekts

In diesem Fallbeispiel begegnen wir wieder Fr. K. aus Kapitel 4.4.3. Dieses Beispiel soll zeigen, dass formale Hypnosen auch bei Patientinnen mit mäßiger Ich-Struktur zielführend und stabilisierend eingesetzt werden können. Sie eignen sich besonders bei umschriebenen Problemfeldern, die den aktuellen Therapiefortschritt verhindern und als therapieschädigend einzustufen sind.

Fallbeispiel Frau K.: »Der Therapeut, der das Skillen verbietet«

Frau K. fällt im Verlauf der ersten stationären Behandlungswochen u.a. dadurch auf, dass sie wiederholt bei den Gruppentherapien zur Stresstoleranz fehlt und darüber hinaus wenig Commitment zeigt, sich auf die Anwendung von Skills einzulassen. Als diese Problematik mit ihr transparent besprochen wird, berichtet sie schließlich, dass ihr ein früherer ambulanter Therapeut das Skillen verboten hätte. Dieser wird als Introjekt beschrieben und spräche so laut mit ihr, dass sie sich auf kaum etwas anderes konzentrieren könne. In einer der folgenden Therapiesitzungen ist schlicht kein therapeutisches Arbeiten möglich, da die inneren Stimmen durch den internalisierten Therapeuten so extrem laut sind, dass sich die Patientin nicht konzentrieren kann. Da inzwischen eine ausreichend stabile therapeutische Beziehung besteht und die Patientin durch den Introjekt-Therapeuten spürbar gequält wirkt, schlage ich der Patienten eine formale Hypnose vor, um diese Thematik, die aktuell als therapieschädigend einzuschätzen ist, zu bearbeiten. Die Patientin wirkt zunächst etwas skeptisch, ist dabei gleichzeitig für einen konkreten Vorschlag dankbar, der ihr helfen könnte. Bei der Aufklärung lege ich besonderen Wert auf die Betonung der Willensfreiheit und das Behalten von Kontrolle in der Trance und insbesondere darauf, dass sie sich jederzeit mitteilen und frei sprechen kann. Ich lasse die Patientin wählen, ob sie lieber liegen oder sitzen will und ob sie lieber mit geschlossenen oder offenen Augen in Trance gehen möchte. Aufgrund des hohen Kontrollbedürfnisses entscheidet sie sich, sitzen zu bleiben und die Augen offen zu lassen.

Da die Patienten gut mit Achtsamkeitsübungen vertraut ist,

gelingt die Induktion problemlos über ein Atempacing. Nach einer kurzen Vertiefung kann die Patientin das Therapeuten-Introjekt gut innerlich wahrnehmen und beschreiben. Bei der Frage, welches Mittel nun geeignet sei, diese Figur zu entmachten, kann Frau K. schließlich einen Käfig imaginieren, in den sie den Therapeuten sperren möchte. Dies ist ihr selbst jedoch nicht möglich. Auf die Frage meinerseits, wer ihr dabei behilflich sein könnte, fällt ihr eine Freundin ein, die sie dazuholt. Die Freundin ist in der Lage, den Therapeuten in den Käfig einzuschließen. Frau K. erlebt anschließend, wie die Freundin ihr den Schlüssel übergibt und sie beide sich gemeinsam von dem eingesperrten Therapeuten entfernen. Dessen Stimme ist zunächst noch hörbar, gleichzeitig gelingt es Frau K. durch die Unterstützung der Freundin, von ihm wegzugehen, sodass seine Stimme immer leiser wird. Dieser Zustand fühlt sich nun sehr angenehm an und ich lasse die Patientin diese angenehme Wahrnehmung einige Minuten mit besonderer Betonung des entspannten Körpererlebens spüren. Auf Nachfrage berichtet Frau K., dass die Stimme inzwischen völlig verschwunden sei. Ich leite die Trance wieder aus, und da die Stimme auch nach der Hypnose weg ist, können wir die Sitzung mit weiteren therapeutischen Inhalten ungestört fortführen. Im Verlauf der weiteren Therapie spielt das therapieschädigende Introjekt schließlich kaum noch eine Rolle und Frau K. nimmt regelmäßig an der Stresstoleranzgruppe teil und kann sich schließlich auch im Alltag gut auf die Anwendung von Skills einlassen.

Im Rahmen einer Krisenintervention, die kurz nach dieser Sitzung auftaucht, werden wir Frau K. in Kapitel 5.4 ein weiteres Mal begegnen, um zu zeigen, wie sich Krisen durch das Auftreten von Spontantrancen meistern lassen.

4.5.2 Körperbezogene Arbeit in Trance zur Eliminierung eines Introjekts

Das gezielte Einbeziehen des Körpers in die psychotherapeutische Arbeit findet inzwischen in vielerlei Gestalt und unabhängig von Therapieschulen immer mehr Einzug (Geuter 2015). Körperpsychotherapeutische Ansätze bieten gerade bei traumatisierten Patienten einen hervorragenden Ansatz, insbesondere wenn Erlebnisse nicht erinnerlich sind oder verbalisiert werden können, wie etwa durch die Interventionen des Somatic Experiencing nach Peter A. Levine (Levine 2021, Payne et al. 2015). Auch bei BPS-Patienten werden immer mehr körperorientierte Therapieansätze mit einbezogen (Brokuslaus et al. 2021, Henn-Mertens & Zimmek 2021). Anhand des folgenden Fallbeispiels wird dargestellt, wie Körperarbeit durch gezielte Körperbewegungen in Trance einbezogen werden kann, um dysfunktionale Introjekte nachhaltig aus dem Körpergedächtnis und -erleben zu eliminieren. Dies schafft im weiteren Verlauf mehr Raum für persönliche Ressourcen und fördert das Selbstwirksamkeitserleben sowie das Gefühl, Kontrolle über sich und die inneren Wahrnehmungen zu erlangen.

Fallbeispiel: Fr. S.: »Der hölzerne Pinocchio«

Frau S. (29 Jahre, Verwaltungsfachangestellte) kommt aufgrund eines komplexen Beschwerdebildes mit einer bulimischen Essstörung, depressiver Symptomatik sowie selbstunsicheren und emotional-instabilen Persönlichkeitsmerkmalen in vollstationäre Behandlung. Die ausgesprochen zurückhaltend und misstrauisch wirkende Patientin hat in den ersten Sitzungen zunächst spürbar Schwierigkeiten, offen über ihre emotionalen Probleme zu berichten. In der dritten Sitzung erzählt sie schließlich von einer inneren imaginären Figur, die sie sehr belaste. Es handele sich um eine Pinocchio-artige Holzfigur in einem Anzug, die elegant tanzen könne. Diese würde die Patientin immer abwerten und dann, wenn sie sich schlecht fühle, auf ein Siegerpodest springen und sie auslachen. Außerdem würde sie ihr immer ein Bild vor Augen halten, welches die Patientin in einer Gosse liegend zeige. Diese Figur verbiete ihr, Skills zur Anspannungsregulation anzuwenden, um sich besser zu fühlen. Auf der anderen Seite ist Frau S. auch von der Figur beeindruckt, da sie sehr viel Stärke und Disziplin ausstrahlt. Die Patientin ist einverstanden, dass wir die Figur in einer Hypnosesitzung zerstören. Sie kann bereits vor Einleitung der Trance über ihren Impuls berichten, wie sie die

Figur loswerden möchte, nämlich indem sie sie zertrampelt und das erniedrigende Bild zerreißt.

Durch einfachen Augenschluss mit begleitenden Suggestionen für die Induktion geht die Patientin leicht in Trance. Frau S. kann die Figur herbeikommen lassen und genau beschreiben. Das erniedrigende Bild hält die Figur in der Hand, wobei sich herausstellt, dass sich die Figur noch nicht in Reichweite von Frau S. befindet. Ich ermutige die Patientin, sich der Figur zu nähern, und bestätige, dass ich dabei an ihrer Seite bin. Schließlich kann Frau S. die Figur erreichen. Sie möchte die Figur treten und ich ermuntere sie dazu, diese Tretbewegung von ihrem Stuhl aus deutlich und langsam auszuführen. Mit dem rechten Bein führt die Patientin schließlich tretende Bewegungen aus, die ich mittels Cheerleading verstärke. Ich leite sie auch nach einigen Malen an, die Bewegungen erneut und sehr langsam, wie in Zeitlupe, auszuführen. Die gleichen Bewegungen wiederholen wir auch einige Male mit dem linken Bein. Ich verstärke die Patientin dabei für jede einzelne Trittbewegung. Frau S. berichtet, dass die Figur nun zersplittert am Boden liegen würde. Ich frage, ob sie vielleicht noch einmal mit beiden Beinen draufspringen möchte. Auch hier führt sie Stampfbewegung mit beiden Beinen gleichzeitig aus und springt in ihrer Vorstellung auf die am Boden liegende Figur. Sie beschreibt, dass die Figur nun so ausschaut, wie sie sich selbst auf dem Bild sieht, nämlich in der Gosse liegend. Das Bild befindet sich nun ebenfalls auf dem Boden. Auf die Frage, was damit geschehen soll, sagt Frau S., dass sie es zerreißen wolle. Mit entsprechenden Bewegungen der Hände zerreißt sie das abwertende Bild in kleine Fetzen und verstreut diese auf der Figur. Wir vergewissern uns noch einmal, dass die Figur weiterhin zerstört am Boden liegt. Die Patientin möchte das Bild nun verlassen, und so leite ich sie an, aus dem Bild herauszutreten und die Figur damit hinter sich zu lassen. Dann leite ich die Trance wieder aus und reorientiere die Patientin, nachdem sie die Augen wieder aufgemacht hat.

Frau S. berichtet im Anschluss, sich erschöpft und gleichzeitig erleichtert zu fühlen. Sie äußert allerdings Sorge, dass die Figur

wieder auftauchen könnte, da sie ja so stark sei. Diese Sorge bleibt unbegründet, da die Figur in den nächsten Wochen tatsächlich nicht mehr auftaucht. Die Erleichterung darüber nimmt weiter zu und die Patientin berichtet, dass die Figur zersplittert am Boden liegengeblieben sei.
Insgesamt wird Frau S. im Verlauf der weiteren Behandlung immer zugänglicher, selbstsicherer und offener im Kontakt, was ihr auch von den Mitpatienten sowie vom Therapeutenteam zurückgemeldet wird. Vor der Entlassung berichtet die Patientin, dass sie sich durch die Zerstörung der inneren Figur von einer Last befreit fühle, die sie seit der Jugend mit sich herumgetragen habe.

Dies ist ein Beispiel dafür, dass eine Hypnosesitzung in Verbindung mit Körperarbeit langjährige Blockaden lösen und damit einen zentralen Bestandteil einer psychotherapeutischen Behandlung darstellen kann. Bezüglich der Körperbewegungen, die stimmig zu den Inhalten der Trance ausgeführt werden, ist es wichtig, dass diese wiederholt und langsam ausgeführt werden und sich die Patienten dabei in aufmerksamem, bewusstem Erleben von auftretenden Emotionen und inneren Wahrnehmungen befinden (Geuter 2018, S. 222). Das allgemein zunehmende Interesse an der Körperpsychotherapie – wobei es sich aufgrund der auftretenden Prozesse im Grunde genommen auch um Trancearbeit handelt, und was sich daher in exzellenter Weise mit Hypnotherapie verbinden lässt – wird auch die Behandlung von BPS-Patienten in den kommenden Jahren beeinflussen und ganz sicher zu einer weiteren Verbesserung der Therapieangebote beitragen.

4.6 Umgang mit dysfunktionalen Verhaltensweisen

Die Bearbeitung und Reduktion dysfunktionaler Verhaltensweisen, wie das Zufügen von Selbstverletzungen, Essanfälle, Konsum von Drogen und Alkohol oder ungünstiges Rückzugs- und Vermeidungsverhalten, stehen bei der Behandlung einer BPS häufig im

Fokus. Als ein Beispiel dazu sei hier noch einmal auf den Fall von Frau K. in Kapitel 4.4.3 verwiesen, wo das restriktive Trinkverhalten durch die Arbeit an hilfreichen Sätzen in Trance deutlich verbessert werden konnte. Im Folgenden wird beschrieben, wie sich alternative Verhaltensweisen in Trance trainieren lassen, um dysfunktionale Verhaltensweisen abzustellen, und sich die Arbeit mit Ego-States einbeziehen lässt.

4.6.1 Mit einer Ressource alternative Verhaltensweisen in Trance trainieren

Trancezustände eignen sich gut, um alternative Verhaltensweisen auszuprobieren, die dysfunktionales Verhalten ersetzen, bzw. im kritischen Moment eine hilfreiche Ressource zu nutzen. Daher steht zunächst der Aufbau einer hilfreichen Ressource im Vordergrund. Gemäß dem Motto der modernen Hypnotherapie, Problem und Ressource zusammenzubringen, kann auf dieser Basis in der inneren Vorstellung neues Verhalten trainiert werden, so wie es inzwischen auch in der Verhaltenstherapie durch In-sensu-Interventionen üblich ist. In einer hypnotherapeutischen Trance stehen dabei das tiefe Erleben und Spüren einer Ressource im Vordergrund, weshalb dafür ausreichend Zeit reserviert werden sollte. Wichtig ist auch, dass sich die Ressource eignet und nicht »kontaminiert« ist, sodass es zu ungünstigen Assoziationen mit belastenden Situationen und unerwünschtem emotionalen Erleben kommt. Die Ressource kann zunächst über Tonbandaufnahmen regelmäßig angehört und das stärkende Erleben, welches die herausfordernde Situation erfordert, kann somit trainiert werden. Selbstverständlich ist für das erfolgreiche Bearbeiten dysfunktionaler Verhaltensweise entscheidend, dass ausreichend Commitment auf Seite der Patientin vorliegt. Das folgende Beispiel illustriert, wie bei der Nutzung von Ressourcen zur Veränderung von konkreten Verhaltensweisen im Einzelnen vorgegangen werden kann. Es handelt sich dabei um eine BPS-Patientin, bei der regelmäßig Essanfälle auftraten, um aversive Spannungszustände zu regulieren, und die zu exzessivem Kaufverhalten von Süßigkeiten führten.

Fallbeispiel Frau G.: »Frei und gelassen im Supermarkt tanzen«

Frau F. (24 J., Studentin) kommt zunächst mit der Diagnose einer Bulimie und komorbider Depression in vollstationäre Behandlung. Im Verlauf der ersten beiden Behandlungswochen wird deutlich, dass die bulimische Symptomatik mit beinahe täglichen Essanfällen zur Regulation aversiver Spannungszustände dient und interaktionell eine hohe emotionale Instabilität vorliegt, die nach entsprechend sorgfältiger Abklärung die Diagnose einer BPS rechtfertigt. Im Verlauf der Behandlung nimmt der Drang nach Essanfällen zu. Im Rahmen einer Verhaltensanalyse zeigt sich, dass der »point of no return« immer bei der Entscheidung liegt, sich in dem nahegelegenen Supermarkt oder einer Drogerie mit großen Mengen an Süßigkeiten zu versorgen. Die Patientin kann sich gut auf die Anwendung von Hypnose einlassen und hat bei der Frage, welches Gefühl ihr helfen würde, im Supermarkt nicht bei den Süßigkeiten im Regal zuzugreifen, sofort die Idee, dass sie sich »frei und gelassen« fühlen müsste. Da die Patientin eine große Leidenschaft für das Tanzen hat, wo sie sich diesem Gefühl hingeben kann, wird dies als Ressource für die erste Trance genutzt. Die Patientin geht dabei über innere Fokussierung auf die Atmung gut in Trance und kann den Suggestionen, die sie auf einer Bühne als Tänzerin zeigt, gut folgen. Anhand der VAKOG-Ebenen lasse ich sie das Gefühl beim Tanzen, welches ihr Freiheit und Gelassenheit vermittelt, intensiv erleben und hole dazu auch Rückmeldungen ein, die das Erleben bestätigen. Die Patientin berichtet im Anschluss verwundert, wie »echt« sich das angefühlt habe. Bei der nächsten Sitzung machen wir davon eine ca. 15-minütige Tonaufnahme, die sich die Patientin täglich anhört. Es treten dabei keine unangenehmen Assoziationen auf. Vor der Konfrontation in der Trance mit einer schwierigen Situation im Supermarkt wird im Vorgespräch noch einmal genau eruiert, wo das Problemverhalten beginnt. Dabei zeigt sich, dass der Anblick von Süßigkeiten in den Regalen, insbesondere an der Kasse, eine Herausforderung darstellt, und in der Regel fast automatisiert zum exzessiven Kaufen verleitet, was schließlich unweigerlich in einen massiven Essanfall mündet. In der Trance wird daher zunächst das Gefühl von Freiheit und Gelassenheit aufgerufen, indem sich die Patientin tanzend in Bewegung erlebt. Mit diesem Gefühl wechsele ich dann nach einigen Minuten in die Kaufsituation im Supermarkt und beschreibe die Regale und welche Süßigkeiten sich im Detail dort befinden. Die Patientin kann daraufhin gelassen an all diesen Regalen vorbeigehen, erlebt dabei ein schwebendes Gefühl, ohne den Drang, etwas kaufen zu müssen. Dieses Gefühl lasse ich die Patientin zum Abschluss der Hypnose intensiv erleben, und die Patientin berichtet weiterhin, sich etwas stolz fühlen zu dürfen (was sie sich normalerweise nicht erlauben kann). Am Folgetag probiert die Patientin die herausfordernde Situation in vivo aus und geht in den Supermarkt, ohne Süßigkeiten einzukaufen. Sie berichtet, dass es nur einen kurzen Moment gegeben habe, in dem sie einen diffusen Impuls spürte, dem sie recht leicht widerstehen konnte. Im Verlauf der Behandlung kommt es dann nur noch wenige Male zu abendlichen Essanfällen nach sehr anstrengenden Therapietagen, an denen die Patienten die Ressource aus dem Blick verliert. Zum Ende der Behandlung berichtet die Patientin, dass ihr die Ressource nicht nur dabei helfe, die Essanfälle zu regulieren, sondern sie sich dadurch auch häufiger erlauben könne, ein wenig stolz und zufrieden mit sich zu sein.

Das grundsätzliche Prozedere, um Ressourcenarbeit zur Reduktion dysfunktionaler Verhaltensweisen zu nutzen, lässt sich also wie folgt zusammenfassen:

- Auswählen und Etablieren einer hilfreichen Ressource, die sich für das Überwinden der zu bearbeitenden dysfunktionalen Verhaltensweise eignet
- Trainieren dieser Ressource außerhalb der Therapiesitzungen, ggf. unterstützt durch Tonbandaufnahmen. Dabei kommt es darauf an, dass die Patientin die Ressource im Körper möglichst als »echt« erlebt und das hilfreiche Gefühl in anderen Situationen aufrufen kann
- Die erste Konfrontation mit der dysfunktionalen Verhaltensweise erfolgt in Trance, nachdem die Ressource aufgerufen wurde

- Alternatives Verhalten in Trance erleben und verankern
- Ressource im Alltag ausprobieren und auf Tauglichkeit prüfen

Falls es dabei zu Schwierigkeiten im Alltag kommt und die Ressource nicht wie gewünscht funktioniert, sollte eine andere Ressource ausprobiert und ggf. geprüft werden, ob die Patientin für die Verhaltensänderung ausreichend intrinsisch motiviert ist.

4.6.2 Arbeit mit Ego-States

Die Arbeit mit Ego-States zur Bekämpfung dysfunktionaler Verhaltensweisen bei BPS-Patienten ist in einigen Publikationen beschrieben worden (Gainer & Torem 1993, Trautmann 2017) und findet sich auch bei entsprechenden Interventionen in der Schematherapie. Hierbei kann man zur Bearbeitung unerwünschter Verhaltensweisen so vorgehen, zunächst den inneren Anteil ausfindig zu machen, der für das selbstschädigende Verhalten verantwortlich ist, und zu verstehen, was dieser Teil braucht, um von den schädigenden Verhaltensmustern abzusehen. Anschließend wendet man sich den Anteilen zu, die dem selbstschädigenden Verhalten etwas entgegenzusetzen haben, um auf die fehlenden Bedürfnisse des schädigenden Anteils eingehen zu können. Auf diese Weise sollen gezielt innere Ressourcen aufgespürt werden, die bei dysfunktionalen Verhaltensweisen in den Hintergrund treten. Dabei wird in der Regel deutlich, dass funktionale Anteile im Grunde genommen immer in irgendeiner Form vorhanden sind, jedoch in belastenden Situationen häufig nicht ausreichend präsent und spürbar für die Patienten sind. Dabei verfügen in der Regel auch Patienten mit einer geringen oder mäßigen Ich-Struktur über Ressourcen, auch wenn diese in manchen Fällen recht überschaubar sein mögen. Diese bedürfen jedoch einer besonderen Förderung und Wertschätzung, um sie zu utilisieren und für den Patienten nutzbar zu machen. Die Arbeit mit inneren Anteilen leistet hier wertvolle Dienste, da der funktionelle Anteil – egal wie groß er ist – konkret herausgearbeitet und spürbar gemacht werden kann.

4.7 Behandlung von komorbiden Störungen bei BPS

Bei BPS-Patienten finden sich häufig diverse Nebendiagnosen wie chronische Schmerzen, Schlafstörungen und psychosomatische Beschwerden wie z.B. eine Reizdarmsymptomatik, die neben der eigentlichen BPS ebenfalls im Fokus der Behandlung stehen. Auch hier lohnt es sich, die Anwendung von Hypnose und hypnotherapeutischen Techniken in Erwägung zu ziehen. Insbesondere bei der Behandlung von Reizdarm und Fibromyalgiesyndrom ist der Einsatz von Hypnose bereits gut etabliert und wird inzwischen in S3-Leitlinien empfohlen (Häuser 2010).

4.7.1 BPS und Schmerzstörungen

Die Komorbidität von BPS mit chronischen Schmerzen erhält in der Fachwelt seit einigen Jahren zunehmende Aufmerksamkeit. In diesem Zusammenhang geben Untersuchungen Anhalt dafür, dass es Veränderungen in der Schmerzverarbeitung und -wahrnehmung bei BPS-Patientinnen gibt (Jochims et al. 2006). Dabei kommt es insbesondere bei selbstverletzenden Verhaltensweisen zu analgetischen Zuständen mit erhöhten Schmerzschwellen und signifikanter Verminderung der Schmerzwahrnehmung unter Stresserleben (Bohus 2000, Russ et al. 1996). Gleichzeitig konnte gezeigt werden, dass BPS-Patientinnen bei chronischen Schmerzerkrankungen deutlich überrepräsentiert sind (Frankenberg & Zanarini 2004) und rund zwei Drittel aller BPS Patientinnen über anhaltende Schmerzen berichten (Heath et al. 2018). Dies führt in weiterer Folge häufig zur inadäquaten Einnahme von Schmerzmitteln, die die Aufrechterhaltung bestehender Schmerzen weiter fördert und zur Schmerzmittelabhängigkeit führen kann (s. dazu Kapitel 4.7.1.2).

Die Wirkung von Hypnose bei chronischen und akuten Schmerzen ist inzwischen gut belegt (Thompson et al. 2019; Rizzo et al. 2018). Der Einsatz von Hypnose kann daher auch einen wichtigen Beitrag in der Behandlung von BPS-Patientinnen leisten, die über anhaltende Schmerzen berichten. Die Vielfalt an hypnotischen Suggestionsmöglichkeiten zur Beeinflussung von Schmerzerleben ist dabei beträchtlich, weshalb hier nur eine Auswahl adressiert werden kann. Für eine weiterführende Beschäftigung mit diesem Thema wird daher auf etablierte Lehr- und Praxisbücher über die Anwendung von Hypnose bei Schmerzen verwiesen (z.B. Jensen 2015; Yapko 2019).

Einfluss von Hypnose auf die Schmerzwahrnehmung

Mit suggestiven Elementen kann man auf verschiedenen Ebenen des Schmerzerlebens einwirken. Dies kann eine vollständige Anästhesie zur Vermeidung akuter Schmerzen sein, wie sie bereits in etlichen Praxen und Krankenhäusern bei Zahnbehandlungen oder kleineren Operationen durchgeführt wird. Dabei dient Hypnose häufig sogar als alleiniges Anästhetikum. Da sich gerade bei chronischen Schmerzen in der Regel keine anhaltende Schmerzfreiheit erzielen lässt, muss dies dem Patienten transparent mitgeteilt werden, um keine unrealistischen Heilserwartungen zu wecken. Mit Hypnose lässt sich jedoch Einfluss auf die Art des Schmerzerlebens nehmen, was den Leidensdruck erheblich lindern kann. Dies kann eine Reduktion von Schmerzen sein, die viele Patienten bereits als Entlastung empfinden, oder eine veränderte Wahrnehmung, die ebenfalls erleichternd wirkt. Die Möglichkeit, jederzeit auf Selbsthypnose zurückgreifen und dadurch das Schmerzerleben günstig beeinflussen zu können, ist zudem eine Möglichkeit, Patienten das Gefühl von Kontrolle über ihre Beschwerden zu geben. Die Suggestionen können sich dabei direkt auf die verschiedenen Strukturen des Nervensystems beziehen, die in die Schmerzentstehung, -weiterleitung und -verarbeitung involviert sind, oder ganz unabhängig davon hilfreiche Bilder und Wahrnehmungen adressieren. In den folgenden Abschnitten werden diese beiden verschiedenen Herangehensweisen beschrieben, um dem Patienten den Umgang mit Schmerzzuständen zu erleichtern. Grundsätzlich ist zu bedenken, dass eine erhöhte Schmerzwahrnehmung auch durch hohe Anspannungszustände gefördert wird. Einfache Entspannungstrancen können daher bereits Schmerzerleben reduzieren und eignen sich besonders gut für einen Einstieg, insbesondere wenn die Patienten noch keine Erfahrung mit Hypnose haben.

Suggestionen mit Bezug zu den Strukturen des Nervensystems: Eine Möglichkeit, mit Suggestionen auf Schmerzausschaltung oder -linderung einzuwirken, zielt darauf ab, die entsprechenden Strukturen unseres peripheren und zentralen Nervensystems direkt anzusprechen. So merkwürdig uns dies erscheinen mag, simple Suggestionen wie: »*Ihr Arm wird nun ganz taub und gefühllos*« wirken tatsächlich anästhesierend – ausreichende Suggestibilität und Rapport zum Hypnotiseur vorausgesetzt. Bei chronischen Schmerzen spielt die Psychoedukation über die Entstehung und Aufrechterhaltung eine wichtige Rolle. Hilfreich ist es, wenn der Patient durch neurobiologisches Grundwissen über den Verlauf von Nervenbahnen und neurologischen Verschaltungsstellen angeregt wird, eigene Vorstellungen oder Metaphern über sein individuelles Schmerzerleben zu entwickeln, da diese in der Hypnose gezielt angesprochen werden können. Beispielsweise kann ein Patient die Vorstellung entwickeln, dass sich an verschiedenen Stellen seines Körpers elektrische Schalter befinden, die den »Durchfluss« von Schmerzreizen kontrollieren können. Gerade bei Patienten, die mit der Gate-Control-Theorie vertraut sind, kann man in der Trance suggerieren, dass sie dort einen Mechanismus einbauen können, mit dem sich die Weiterleitung von Impulsen steuern lässt. Man kann auch das Gehirn direkt adressieren und suggerieren, dass dort Stoffe ausgeschüttet werden, die das Wahrnehmen und Erleben positiv beeinflussen (in Anlehnung an Sacerdote 1978):

»Sie können nun wahrnehmen, wie Ihr Gehirn Signale aussendet und durch den Körper schickt … Signale in Form von Botenstoffen, die dafür da sind, Ihr Wohlbefinden zu steigern … Diese Botenstoffe gelangen genau an die Stellen, die nötig sind, die richtigen Impulse weiterzuleiten … und die richtigen Impulse zu stoppen … An den angemessenen Stellen wird alles gestoppt, sodass Sie sich rundum wohlfühlen können …«

Auch Bilder und Metaphern, die sich mit entsprechenden neurologisch hemmenden Ereignissen verbinden lassen, eignen sich gut dafür und können je nach Vorlieben des Patienten ausgewählt werden, z. B. eine Kontrollraum-Metapher (Gainer 1992) für technisch interessierte Patienten. Aber auch Beispiele aus dem Alltag eignen sich gut dafür:

»Erleben Sie nun, wie Sie sich in einem Raum befinden, der sehr hell ist … viel zu hell, sodass Sie nun zu einem Lichtschalter greifen, der sich dimmen lässt … und Sie berühren nun den Schalter, den Sie selber betätigen können … erlauben Sie sich, diesen Schalter nun so zu betätigen, dass das Licht gedimmt wird … immer weiter abnimmt …«

Oder das Einleiten und Umspülen von Nervenbahnen mit einer heilenden Flüssigkeit, wie es in einem Fallbericht mit einer Neuralgie infolge einer Herpesinfektion beschrieben wurde (in Anlehnung an Williamson 2004):

»Sie haben nun eine Flüssigkeit mit heilender Wirkung in Ihrem Besitz … Diese Flüssigkeit ist genau für Ihre Bedürfnisse hergestellt … Sie enthält alles, was Sie brauchen, um sich wieder wohlzufühlen … Und nun können Sie diese heilende, beruhigende Flüssigkeit in Ihre betroffenen Nerven leiten … Diese Flüssigkeit ist heilsam und beruhigend, und hilft Ihnen, sich wieder wohl und angenehm zu fühlen …«

In einer Reihe von verfügbaren Trancetexten zur Reduktion von Schmerz finden sich Negativsuggestionen wie *»Die Stärke des Schmerzes wird geringer«* oder *»Sie erleben weniger Unbehagen«* etc. Solche Suggestionen sind grundsätzlich wirksam, können jedoch auch eine Nocebo-Wirkung entfalten, da die suggestive Wirkung von Worten wie »Schmerz« oder »unangenehme Empfindungen« bestehen bleibt. Aus Sicht der modernen Hypnotherapie sollte man auf solche Negativsuggestionen daher eher verzichten. Im Einzelfall muss man ausprobieren, wie der Patient solche Suggestionen erlebt und umsetzt.

Einfluss auf akutes Schmerzerleben nehmen: Das Erzielen einer Anästhesie durch Hypnose für ärztliche und zahnärztliche Zwecke ist eine inzwischen auch in Deutschland zunehmend verbreitete Methode. Dadurch können Anästhetika und Schmerzmittel reduziert oder sogar ganz weggelassen werden. Dies kann auch bei Patienten mit einer Schmerzstörung Anwendung finden, bei denen beispielsweise

Schmerzattacken auftreten. Die Induktion einer Anästhesie wird häufig durch direkte Suggestionen herbeigeführt, die gezielt das Gefühl von Taubheit suggerieren und damit ebenfalls das Nervensystem adressieren. Ein bekanntes Beispiel ist die Handschuhanästhesie, bei der die Taubheit schließlich durch die betäubte Hand auf andere Körperregionen übertragen werden kann (in Anlehnung an Yapko 2019, S. 473):

»Und nun können Sie spüren, wie Ihre rechte Hand beginnt, sich ein wenig anders anzufühlen als die linke Hand … vielleicht können Sie spüren, wie sie ein bisschen kühler wird … sich ein anderes Gefühl einstellt … und die rechte Hand wird angenehm kühl … wird dabei immer gefühlloser … langsam stellt sich ein Gefühl von Taubheit ein … die Hand wird angenehm gefühllos … und taub … Und dieses Gefühl wird immer stärker und intensiver … während sich alles angenehm und wohl anfühlt … Und nun können Sie die Hand an andere Stellen ihres Körpers anlegen … und auch dort wird nun dieser angenehme taube und gefühllose Zustand übertragen … Dieses angenehme Gefühl von Kühle und Taubheit …«

Dabei lassen sich Suggestionen bzgl. Taubheit und Gefühllosigkeit mit angenehmen Wahrnehmungen verbinden, wie etwa von Kühle im obigen Beispiel. Was dabei von dem Patienten als angenehm erlebt wird, kann sehr stark variieren und muss individuell geklärt bzw. ausprobiert werden. Beispielsweise empfinden manche Patienten Wärme aus wohltuend, während andere Patienten Kälte bevorzugen, um das Schmerzerleben zu reduzieren. Viele Patienten können im Vorgespräch im Wachzustand recht klar sagen, was sie als hilfreich empfinden. Wenn Patienten diesbezüglich keine klare Vorstellung haben, kann man in der Trance explorieren und schauen, was spontan auftaucht, wenn der Patient in einen angenehmen und wohltuenden Ort hineinspürt. Das folgende Fallbeispiel zeigt, wie bei einer Patientin mit einer akuten Schmerzattacke eine analgetische Trance erzielt wurde:

Fallbeispiel Frau V.:

Frau V. (19 Jahre, Schülerin) kommt mit einem bekannten Fibromyalgie-Syndrom (FMS) zur stationären Behandlung. Daneben besteht eine mittel- bis schwergradige depressive Episode sowie eine emotional-instabile Persönlichkeitsakzentuierung, die aufgrund der ausgeprägten depressiven Symptomatik aktuell jedoch wenig auffällig ist. Die Schmerzen bzgl. des FMS sind allgegenwärtig und werden auf der Schmerzskala mit durchschnittlich 3 bis 6 von 10 Punkten angegeben. Wenige Tage nach Beginn der stationären Behandlung berichtet die Patientin von einer akuten Schmerzattacke von 9 bis 10 Punkten, die sie in ihrem linken Arm spürt und eine effektive Teilnahme an den Therapien verhindert. Ich schlage der Patientin eine hypnotische Anästhesie vor, auf die sie sich gut einlassen kann. Die Patientin wählt dazu eine liegende Position und kann die Augen im Verlauf der Induktion schließen. Während der Vertiefung suggeriere ich einen Pfad, den die Patientin entlanggeht und der sie darauf vorbereitet, an einen angenehmen Ort zu gelangen, der sich wohl anfühlt:

»Sie wandern nun einen Pfad entlang … ganz ruhig und entspannt … und am Ende des Pfads werden Sie einen Ort vorfinden, der sich ganz angenehm und wohl für Sie anfühlt … Schauen Sie einfach, welcher Ort sich zeigt, wenn Sie am Ende des Pfads ankommen … ein Ort, der alles für Sie bereithält, was Sie brauchen …«

Die Patientin berichtet nun, an einem Strand und einem weiten Blick über das Meer angekommen zu sein und sich langsam in das Meerwasser zu begeben. Bei der Temperierung zeigt sich, dass Frau V. sehr kaltes Wasser als angenehm empfindet. Hier nutze ich die Kühle des Wassers nebenbei für anästhetische Suggestionen:

»Erleben Sie nun, wie Sie sich ganz frei und unbeschwert im Wasser bewegen können … und wie Sie das kalte Wasser genießen … ganz frisch und aktivierend … und wie das kalte Wasser ihre Arme umgibt und die Arme durch die Kälte ganz taub werden … Und gleichzeitig können Sie sich weiter frei bewegen … Erlauben Sie

sich, dieses angenehme und wohlige Gefühl zu spüren … die Arme werden taub … alles fühlt sich wohl und frei an …«

Frau V. empfindet das Erleben im Meer als sehr wohltuend und kann über einige Details berichten, etwa über bestimmte Palmen, die sich am Strand befinden und wie tief das Wasser ist. Nach etwa 20 Minuten leite ich die Trance wieder aus und nutze am Ende der Hypnose Mehrfachwiederholungen (s. Kapitel 4.1.3), um sie das angenehme Gefühl noch einmal im ganzen Körper erleben zu lassen. Im Anschluss berichtet die Patientin, in der Trance komplett schmerzfrei gewesen zu sein, was sie bereits sehr entlasten würde. Im Wachzustand nach der Hypnose gibt die Patientin den Schmerzgrad mit 6 von 10 Punkten an, den sie nun als aushaltbar beschreibt, um weiter an den Therapien teilzunehmen. Im Verlauf der weiteren Behandlung werden passende Tonaufnahmen gemacht, die die Patientin zur Selbsthypnose nutzt.

Bei BPS-Patienten ist es natürlich besonders wichtig, den häufig bestehenden extrem ausgeprägten Wunsch nach Nähe und Kontakt zum Therapeutenteam im Blick zu behalten, um das Schmerzerleben nicht unnötig zu verstärken. Da sich die Ausprägung der erlebten Schmerzen nicht so einfach wie Fieber messen lässt, ist eine gute Intuition der Therapeuten gefragt, um unangemessene Invalidisierungen zu vermeiden und gleichzeitig einzuschätzen, inwieweit das Berichten über vorhandene Schmerzen bewusst oder unbewusst interaktionell auf der Spielebene eingesetzt wird. Im Verlauf soll die Anwendung von Tonbandaufnahmen den Patienten zu mehr Verantwortungsübernahme für die Reduktion seiner Schmerzen veranlassen, um die notwendigen Hypnosesitzungen nach und nach auszuschleichen.

Veränderungen der Schmerzwahrnehmung durch Ressourcen und kreative Bilder: Um Patienten den tagtäglichen Umgang mit chronischen Schmerzen zu erleichtern, lassen sich kreative Bilder und innere Wahrnehmungen nutzen, die von einem Entspannungserleben bis hin zu eigenen individuell kreierten Orten reichen können, in denen

Wohlfühlorte vom Patienten so ausgestattet werden, dass sie sich dort im Idealfall schmerzfrei aufhalten können. Hier werden weder Schmerz noch die Strukturen des Nervensystems direkt angesprochen, sondern hilfreiche Metaphern und Bilder verwendet, um für unangenehme Wahrnehmungen keinen Platz zu lassen. Das folgende Beispiel zeigt, wie eine Patientin mit chronischem Schmerz in einer Trance einen »Zauber-Swimmingpool« kreiert, an den sie innerlich jederzeit gelangen kann, um sich von ihrem chronischen Schmerzerleben zu entlasten (im Anhang findet sich auf S. 203 dazu ein beispielhafter Hypnosetext):

FALLBEISPIEL Frau P.: »Im Zauber-Swimmingpool«

Frau P. (48 J., vorzeitig berentet) befindet sich aufgrund von Depressionen und chronischen Schmerzen, die auch in Teilen auf eine bekannte rheumatische Erkrankung zurückzuführen sind, in teilstationärer Behandlung. Aufgrund der Schmerzen vermeidet die Patientin Bewegung, was sich wiederum negativ auf Befindlichkeit und Stimmung auswirkt und dadurch auch die Schmerzen weiter verstärkt. In einer Hypnose kann die Patientin ihren persönlichen Wohlfühlort entdecken und einen eigens für sie hergestellten Zauber-Swimmingpool nutzen, um sich besser zu fühlen.

Nach der Hypnoseinduktion durch Atempacing und Vertiefung lasse ich die Patientin zunächst einen Garten betreten, den sie vor der Hypnose als ihren Wohlfühlort angegeben hat. Sie entdeckt dort einen Swimmingpool, den sie sich genauer anschaut. Sie kann den Pool genau beschreiben und sich schließlich hineinbegeben. Das angenehme Erleben verstärke ich weiter und suggeriere außerdem, dass die Patientin nun alles abfließen lassen kann, was sie gerade loswerden möchte. Sie hat dabei die Vorstellung, dass alles wie Tinte aus ihr herausfließt, was sie gerade nicht benötigt. Ich suggeriere einen Abfluss in dem Pool, der die ganze Tinte aufnimmt. Auf diese Weise wird die Patientin alles los, worauf sie verzichten möchte. Gleichzeitig suggeriere ich, wie sich ihre angenehme Wahrnehmung, in dem Pool zu sein, verstärkt. Wohltuende Gerüche von einem leichten Kräuterduft, das

Gefühl, sich frei bewegen zu können, das Spüren von Leichtigkeit und Gelassenheit kann Frau P. deutlich wahrnehmen. Zum Ende der Trance nutze ich hier wieder Mehrfachwiederholungen, um Leichtigkeit und Gelassenheit im Körper zu verankern.

Nach der Hypnose berichtet die Patientin, sich seit langer Zeit vollkommen schmerzfrei zu fühlen. Dieser Zustand hält knapp drei Tage an, was die Patientin als »kleinen Urlaub vom Schmerz« beschreibt. Auch wenn das Schmerzerleben anschließend wieder zurückgekehrt sei, so berichtet die Patientin, habe sie die Auszeit als sehr entlastend erlebt und dadurch neue Energie und Kraft getankt. Im weiteren Verlauf wendet die Patientin Selbsthypnose an, um sich »Auszeiten vom Schmerz« zu verschaffen.

Suggestionen, die die innere Vorstellung fördern, alles Unnötige abfließen zu lassen, kann man selbstverständlich auch für andere Zwecke als für den Umgang mit Schmerzen verwenden. Solche suggestiven Elemente lassen sich auch sehr gut für den Umgang mit maladaptivem Schamerleben einsetzen (s. Kapitel 4.3). Der Vorteil ist, dass die aversiven Empfindungen nicht direkt adressiert werden müssen und dadurch das Auftreten von Nocebo-Effekten vermieden wird. In diesem Zusammenhang kann auch die Vorstellung einer »Zauberseife« genutzt werden (Lammers 2016, S. 447). Hierbei wird in der Hypnose erlebt, wie durch eine Seife, die genau auf den Patienten abgestimmt ist, all das abgewaschen werden kann und abfließt, was überflüssig ist und nicht benötigt wird. Dabei ist es hilfreich, die Assoziationen des Patienten zu den angestoßenen Imaginationen zu fördern, um über unbewusste Prozesse die förderlichen und individuellen Ressourcen des Patienten greifbar werden zu lassen. Auch hier kann man sich zunutze machen, dass der »innere Kritiker« in der Trance weniger stark ausgeprägt ist und selbstfürsorgliche Aspekte besser angenommen werden können. Dies fördert wiederum das Selbstwirksamkeitserleben und das Gefühl, Kontrolle über eigene Wünsche und Bedürfnisse erlangen zu können.

Hypnose bei Schmerzmittel-induziertem Kopfschmerz

Patientinnen mit chronischen Schmerzen neigen zur Einnahme von Schmerzmitteln, auch wenn sie darüber Bescheid wissen, dass eine langfristige Anwendung keinen nennenswerten Einfluss auf die Schmerzen hat und darüber hinaus schwerwiegende körperliche Nebenwirkungen auftreten können, insbesondere eine Schädigung der inneren Organe. Die Anwendung von Hypnose erlaubt es der Therapeutin, die Patientinnen mit einem »anderen Medikament« zu versorgen, welches nahezu keine Risiken birgt und obendrein als wirkungsvoll bekannt ist. Auf diese Weise unterstützt die Anwendung von Hypnose die Compliance, die Einnahme von Schmerzmitteln zu reduzieren oder ganz aufzugeben. Am folgenden Fallbeispiel wird geschildert, wie Hypnose bei einer BPS-Patientin mit mehrjähriger täglicher Einnahme von Paracetamol eingesetzt wurde, um die bestehenden Symptome der Schmerzmittel-induzierten Kopfschmerzen zu lindern und die Paracetamol-Einnahme deutlich zu reduzieren.

FALLBEISPIEL Frau M.: Schmerzmitteleinnahme mit Hypnose reduzieren

Frau M. (23 Jahre, Büroangestellte) kommt aufgrund einer BPS mit komorbider Depression in stationäre DBT-Behandlung. Weiterhin zeigt sich bei der Anamneseerhebung, dass auch ein Schmerzmittel-induzierter Kopfschmerz bei mehrjähriger täglicher Einnahme von Paracetamol besteht. Die Patientin kann sich auch nach ausführlicher Aufklärung über die Risiken und Nebenwirkungen einer Langzeiteinnahme von Schmerzmitteln nicht vorstellen, auch nur einen Tag auf die Einnahme von Paracetamol zu verzichten, da sie die Schmerzen sonst nicht aushalte. Ich schlage der Patientin die Anwendung von Hypnose vor, um die Schmerzen soweit zu reduzieren, dass sie in einem ersten Schritt zumindest einmal einen Tag ohne Schmerzmittel auskommen kann. Die Patientin willigt ein und kann sich im Sitzen mit geschlossenen Augen auf eine etwa 20-minütige Trance gut einlassen. Da der Kopfschmerz von der Patientin als starkes Spannungserleben beschrieben wird, der sich wie ein Band um den

Kopf legt, lasse ich die Patientin Weite im Kopf erleben und wie sich der Körper insgesamt frei und beweglich anfühlt. Ich nutze also ein gegenteiliges Gefühl dessen, was die Patientin als unangenehm erlebt, ohne den Schmerz direkt zu adressieren. Durch nonverbale Signale lasse ich mir von der Patientin mitteilen, dass sie sich in der Hypnose wohlfühlt und alles als angenehm erlebt. Mit einigen entspannungsfördernden Suggestionen zum Ende der Trance leite ich die Hypnose wieder aus. Die Patientin berichtet anschließend, sich danach sehr wohlzufühlen und kann an diesem Tag das erste Mal seit einigen Jahren auf Schmerzmittel verzichten. In den ersten Wochen der Behandlung werden die Hypnosesitzungen zwei Mal pro Woche therapeutisch angeleitet. Auf diese Weise können zunehmend Schmerzmittel-freie Tage etabliert werden, in denen die Patientin die Erfahrung macht, dass die Schmerzen aushaltbar bleiben. Im weiteren Verlauf kann die Patientin durch die Vertrautheit der Suggestionen selbst darauf zurückgreifen und ihren Schmerz besser kontrollieren. Zum Ende der Behandlung nimmt die Patientin noch an drei bis vier Tagen in der Woche Schmerzmittel ein. Zudem konnte eine weiterführende Schmerzbehandlung initiiert werden, um langfristig eine weitere Reduktion zu erreichen. Die Anwendung von Hypnose leistet in diesem Fall also einen wichtigen Beitrag, die Schmerzmitteldosis erstmals nach jahrelanger Einnahme zu reduzieren und die Compliance für eine Schmerzbehandlung zu erreichen.

4.7.2 Psychosomatische Beschwerden

Psychosomatische Beschwerden in Form von Somatisierungsstörungen treten im Vergleich zur Normalbevölkerung bei BPS-Patienten nach Einschätzung von Experten gehäuft auf (Sansone & Sansone 2015). Auch hier ist es sinnvoll, zur Linderung der Beschwerden die Anwendung hypnotherapeutischer Interventionen in Erwägung zu ziehen. Insbesondere für das Reizdarmsyndrom liegt eine hervorragende Evidenz für die Hypnosebehandlung mit etabliertem Therapiemanual vor (Vasant & Whorwell 2019).

Behandlung von Reizdarm mit Hypnose

Bauchgerichtete Hypnose hat den höchsten Evidenzgrad bei der Behandlung von Reizdarmbeschwerden und der Einsatz von Hypnose wird daher laut S3-Leitlinie entsprechend empfohlen (Layer et al. 2021). Dabei kann das in Hypnosestudien gut evaluierte Manchester-Hypnoseprotokoll der »Bauchgerichteten Hypnose« eingesetzt werden. Das standardisierte Vorgehen sieht sechs bis zwölf Einzelsitzungen vor, wobei vorausgesetzt wird, dass die Patientin die Behandlung durch eigenständiges Üben und Praktizieren von Selbsthypnose ergänzt (Häuser 2015).

In den ersten beiden Sitzungen wird die Patientin angeleitet, durch die Anwendung direkter Suggestionen mit klassischer Blickfixation in eine Entspannungstrance zu gehen. Daraus werden gezielte Bilder von einer Weide entwickelt, bei der die feste Verwurzelung Stabilität, die sich frei bewegenden Äste die nötige Flexibilität suggerieren. Dadurch soll die Patientin die eigene Stärke wahrnehmen und durch weiterführende direkte Suggestionen in ein angenehmes Wohlbefinden kommen. Ab der dritten Sitzung werden assoziative Imaginationen zur Darmtätigkeit hergestellt. Dabei wird als Stellvertreter das rhythmische und ruhige Fließen eines Flusses suggeriert. Je nach vorherrschender Symptomatik wird bei Obstipation eine Flussbeschleunigung visualisiert und bei einem Reizdarm mit Durchfällen der Patientin vorgeschlagen, den Fluss zu seiner Quelle zurückzuverfolgen, um wahrzunehmen, wie der Fluss immer langsamer wird, je mehr man sich der Quelle nähert. Bei einer Patientin, die keine inneren Bilder entwickeln kann, wird mit kinästhetischen Suggestionen in Form von Wärme gearbeitet, die die Patientin sich durch das Auflegen ihrer Hand an den besonders stark schmerzenden Bereichen des Bauches selbst zuführt, um die Beschwerden zu reduzieren. Weiterhin werden entspannungsfördernde Elemente mit einbezogen sowie gezielte schmerzreduzierende Suggestionen. Die angenehmen Wahrnehmungen werden in posthypnotischen Suggestionen verankert. Ab der dritten Sitzung erhalten die Patientinnen Tonbandaufnahmen, mit denen sie eigenständig täglich üben sollen (Häuser 2015).

Bei dieser Arbeit lassen sich bereits im Vorgespräch neben den rationalen Informationen über die Erkrankung und das geplante medizinische Vorgehen gut hypnotherapeutische Formulierungen verwenden, um die Patientinnen auf die formalen Trancesitzungen vorzubereiten (Häuser 1997). Außerdem können Expositionsübungen bei Vermeidungsverhalten gut mit Hypnose kombiniert werden. Dazu sollen sich die Patientinnen die Tonbandaufnahmen vor, bei sehr ausgeprägten Ängsten ggf. auch während, einer Exposition anhören, um zu einer ersten Veränderung auf der Verhaltensebene zu kommen, insbesondere bei ausgeprägtem Vermeidungsverhalten (Häuser 2015).

Behandlung sonstiger psychosomatischer Beschwerden

Auch bei anderen psychosomatischen Beschwerden, wie etwa einer Reizblase, chronischen Kopfschmerzen, starken Verspannungen, Tinnitus oder funktionellen kardialen Symptomen kann Hypnose eingesetzt werden. Die Studienlage ist hier aufgrund mangelnder aussagekräftiger Studien leider noch sehr dünn. Aufgrund der gut evaluierten Wirkung von Hypnose beim Reizdarmsyndrom kann jedoch davon ausgegangen werden, dass sich auch andere psychosomatischen Beschwerden durch Hypnose gut beeinflussen lassen. Zudem ist bei zahlreichen dermatologischen Erkrankungen sowie Allergien die Wirksamkeit von Hypnose grundsätzlich belegt (Shenefelt 2000). Im Folgenden sind eine Reihe hypnotherapeutischer Ansatzpunkte beschrieben, die sich zur Behandlung psychosomatischen Beschwerden einsetzen lassen.

Direkte Adressierung des Symptoms: Grundsätzlich kann man eine Linderung psychosomatischer Beschwerden durch direkte Suggestionen, die sich gezielt an das Symptom richten, herbeiführen. Diese Formulierungen können beispielsweise zur Linderung von Reizmagenbeschwerden wie folgt lauten:

»Sie können nun mehr und mehr spüren, wie Ihr Magen immer mehr zur Ruhe kommt … Ihr Magen darf sich angenehm anfühlen und es sich bequem machen … Er hat die uneingeschränkte Erlaubnis, sich wohlzufühlen … Ihr Magen wird ganz ruhig, gelassen und entspannt …«

Solch »klassische« direkte Suggestionen, die vorwiegend im 19. und Anfang des 20. Jahrhunderts verwendet wurden, werden in der psychotherapeutischen Hypnose heute kaum noch genutzt, da sie als autoritär gelten und das hierarchische Gefälle zwischen Hypnotiseur und Hypnotisand besonders betonen. Durch eine wohlwollende und empathische Sprachfärbung tritt dieser Aspekt jedoch deutlich in den Hintergrund und kann sogar eine fürsorgliche und haltende Form annehmen. Auf diese Weise können die Symptome des Magens und seine Linderung im o. g. Beispiel auch als Stellvertreter für den Patienten selbst stehen, der die Erlaubnis erhält, sich gut fühlen zu dürfen. Diese Erlaubnis durch eine Bezugsperson hat es in der Vergangenheit vieler Patienten mit psychosomatischen Beschwerden häufig so nicht gegeben. Durch die reduzierte Aktivität des inneren Kritikers in der Trance kann diese Erlaubnis meiner Erfahrung nach oft besser umgesetzt werden als im Wachzustand. Besteht eine ausreichende tragfähige therapeutische Beziehung, kann der Therapeut als Instanz für den Patienten dienen, wodurch sich Widerstände bzgl. der Selbstfürsorge und des Wohlergehens deutlich reduzieren lassen. Diesen Aspekt sollte man nicht unterschätzen, weshalb ich gerade bei BPS-Patienten viel mit empathisch formulierten direkten Suggestionen arbeite. Diese Form der Intervention, die sehr strukturiert gestaltet werden kann und wenig assoziativ arbeitet, lässt sich daher grundsätzlich auch gut bei Patienten anwenden, die zur Krisenhaftigkeit neigen oder eine wenig ausgeprägte Ich-Struktur aufweisen.

Visualisierung anhand des Symptoms ausrichten: Ähnlich wie beim Reizdarmsyndrom oder chronischen Schmerzen kann man auch bei anderen psychosomatischen Beschwerden vergleichbare Bilder hinzuziehen, um eine Linderung der Symptomatik zu erzielen. Bei einer Reizblase kann dem Patienten z. B. suggeriert werden, wie er eine Schleuse bedient und kontrolliert, indem er Wasser ganz gezielt ablassen kann, wenn die Schleuse zu voll läuft. Bei einem Patienten, der sich für Ballsportarten interessiert, kann auch das gezielte Werfen und Fangen eines Balls mit seinen Abläufen in der Trance suggeriert werden, um darauf hinzuweisen, wie sehr es dabei auf die Koordination aller beteiligten Muskeln ankommt, die sich im richtigen Moment kontrahieren und im richtigen Moment auch wieder loslassen müssen. Bei häufigem Herzrasen könnte man eine Trance in dem Erleben anleiten, ein Auto zu fahren und in der jeweils angemessenen Geschwindigkeit den jeweils passenden Gang einzulegen. Der Erfolg solcher suggestiven Elemente hängt davon ab, ob sie zu den inneren Vorstellungen und Vorlieben des Patienten passen. Insofern ist es sinnvoll, die Patienten vor der Hypnose zu fragen, ob sich die Beschwerden bereits in einem bestimmten Bild abbilden, oder es wird ein geeigneter Kontext in der Trance dazu erarbeitet.

Altersregression in eine symptomfreie Zeit: Das Erleben einer Zeit in Trance, in der die Symptome nicht auftraten, ist ebenfalls eine häufig angewendete Intervention. Bei chronischen Verspannungen mit Rückenschmerzen kann z. B. visualisiert und gespürt werden, wie sich freie und unbeschwerte Bewegungen anfühlen. Neben der Imagination ist es dabei auch wichtig, das Erleben im Körper ankommen zu lassen. Bei Bewegungseinschränkungen hilft oft das innere Erleben, den Radius von Bewegungsabläufen zu erweitern, was dann nach der Trance in der Regel auch tatsächlich der Fall ist und daher schnell überprüft werden kann. Bei BPS-Patienten muss selbstverständlich besonders darauf geachtet werden, dass die ausgewählten Situationen nicht mit belastenden Ereignissen verknüpft sind und die Patienten sich ausreichend erlauben können, die Beschwerden »loszulassen«.

Metaphern und Symbole: Neben der eher technisch orientierten Beschreibung psychosomatischer Symptome, die oben aufgeführt ist, können auch ganz abstrakte Symbole und Metaphern genutzt werden. Diese ergeben sich oft durch spontane Assoziationen des Patienten oder können vom Therapeuten gezielt angestoßen werden. Beispielsweise kann man fragen, ob sich aus den Beschwerden ein Tier oder eine Fantasiefigur ableiten lässt und sich dazu entsprechendes assoziatives Geschehen zeigt. Dadurch kann es auch passieren, dass Patienten zu dem Auslöser der Symptome kommen, einem konkreten Ereignis oder Emotionen, die damit verbunden sind. Je nach Behandlungsfokus muss dann entschieden werden, ob dort aktuell weitergearbeitet werden kann oder diese Erkenntnis für eine spätere Auseinandersetzung dienlich ist. Diese Vorgehensweise geht stark assoziativ vor, weshalb diese eher für Patienten mit guter Ich-Struktur geeignet ist.

4.7.3 Schlafstörungen

Schlafstörungen finden sich störungsübergreifend bei zahlreichen psychischen Problemen aller Schweregrade. Auch BPS-Patientinnen berichten insbesondere im Rahmen affektiver Störungen häufig darüber und sind von dadurch bedingten Konzentrationsstörungen und erhöhter Tagesmüdigkeit oft auch in den Therapien beeinträchtigt. Zahlreiche klinische Fallberichte zeigen die Wirksamkeit von Hypnose zur Behandlung von Schlafstörungen, weshalb sich auch hier die Anwendung empfiehlt, auch wenn methodisch hochwertige und randomisierte Studien noch fehlen (Mamoune et al. 2022). Inzwischen gibt es Hinweise darauf, dass moderne hypnotherapeutische Suggestionen Einfluss auf eine reduzierte sympathische Aktivität haben sowie die Ausschüttung von Hormonen anregen, die schlaffördernd wirken (Besedovsky et al. 2022).

Die Möglichkeiten, mit suggestiven Elementen Probleme beim Ein- und Durchschlafen günstig zu beeinflussen, sind sehr vielfaltig und können sowohl mit direkten als auch indirekten Interventionen durchgeführt werden. Die Kombination hypnotherapeutischer Strategien mit verhaltenstherapeutischen Elementen wird von einigen Autoren empfohlen (Friedrich & Schlarb 2018). Daher ist es ratsam, auch bei der Anwendung von Hypnose zunächst ausreichend über die Natur des Schlafs und dessen biologische und physiologische Hintergründe sowie die allgemeinen Regeln für eine gute Schlafhygiene zu informieren. Diese Informationen können schon mit suggestiven Elementen »gespickt« werden, sodass bereits im Gespräch über Schlafhygiene eine gewisse Trance induziert wird. Dies soll im Sinne eines »Seedings« dazu beitragen, dass die Suggestionen in einer späteren Hypnose besser umgesetzt werden:

»Wenn Sie sich einmal vor Augen halten, was im Schlaf in Ihrem Gehirn passiert, so ist es wichtig zu wissen, dass sich dabei die sogenannten Gehirnwellen verändern. Diese Wellen kann man auch durch ein EEG messen, wenn man Elektroden an der Kopfhaut befestigt. Da gibt es Wellen, die recht aktiv sind, wenn wir wach sind. Die Wellen, die im Schlaf auftreten, sind dann wesentlich langsamer. Und wenn solche langsamen Wellen auftreten, zeigen sie den Übergang für das Eintreten in den Schlaf an und bewirken, dass Sie ganz entspannt sind. Und in den verschiedenen Stadien des Schlafs gibt es einige Phasen, in denen Sie besonders tief schlafen. Und auch da spielen die Gehirnwellen eine entscheidende Rolle …«

Die neurobiologischen Hintergründe können im weiteren Verlauf zur Formulierung von Suggestionen dienen, um die Schlafqualität und -quantität zu verbessern. Als Beispiel könnte man in einer Trance nach dem o.g. Eingangsgespräch folgende Formulierungen wählen:

»…und da Ihr Geist nun langsam zur Ruhe kommt … immer mehr zur Ruhe kommt … kann sich auch Ihr Hirn ein wenig vom aktiven Alltag verabschieden … und in ein Stadium wechseln, welches eine angenehme und wohltuende Ruhe auslöst … Dadurch können Sie immer gelassener werden und langsam in einen Zustand übergehen, in dem Sie alles loslassen dürfen … Die Wellen des Alltags werden langsamer … und ruhiger … Die Wellen nehmen ein wenig ab, werden gelassener … und so können auch Sie immer ruhiger und entspannter werden und in einen Zustand der Erholung kommen … ganz angenehm und wohltuend …«

Es gibt eine Vielzahl von Metaphern und Symbolen, die sich nutzen lassen, um das Ein- und Durchschlafen zu fördern. Dies kann das innere Erleben von Ruhe bei einem Sonnenuntergang am Meer oder in den Bergen sein. Auch wiegende Schaukelbewegungen, mittels derer sich die Patientin in ihrer inneren Wahrnehmung z.B. in einer Hängematte befindet, lassen sich einsetzen. Als Induktion kann man dabei übrigens gut das Schaukeln nutzen, welches in Kapitel 4.9.3 beschrieben ist. Diese wiegende Induktionsform lässt sich grundsätzlich gut zur Induktion bei schlaffördernden Suggestionen verwenden. Gleichzeitig sollte man bei dieser Intervention speziell bei BPS-Patientinnen im Blick behalten, ob dadurch eventuell unangenehme Erlebnisse aus Kindertagen zutage treten, da ja häufig fürsorgliche Verhaltensweisen enger Bezugspersonen gleichzeitig mit vernachlässigenden oder gewalttätigen Ereignissen gekoppelt waren.

Weiterhin lässt sich bei Schlafstörungen gut mit Ankertechniken arbeiten, die in posthypnotischen Suggestionen platziert werden können. In diesen kann etwa das Auftauchen eines inneren Bildes oder das Berühren eines realen Gegenstands mit schlaffördernden Suggestionen verknüpft werden. Im Rahmen eines Schlafrituals soll die Patientin dann darauf zurückgreifen, um die hypnotische Wirkung zu aktivieren. Als Beispiel dafür schildere ich im Folgenden Suggestionen, die ich einmal bei einer Patientin mit Schlafstörungen eingesetzt hatte, die sich gerne an der Nordsee aufhielt und von dort einen Stein in die Therapiesitzung mitbrachte. Diesen hielt sie während der Hypnose in der Hand. Die Hypnose selbst konnte durch das innere Erleben am Strand ein Entspannungsgefühl hervorrufen, wie es kurz vor dem Einschlafen zu spüren ist. Durch den Einsatz von Mehrfachwiederholungen (s. Kapitel 4.1.3) wurde dieses Erleben zunächst im ganzen Körper aktiviert und am Ende mittels folgender posthypnotischer Suggestionen mit der Berührung des Steins verknüpft:

[Posthypnotische Suggestionen erfolgen nach Mehrfachwiederholungen, durch die eine tiefe Entspannung und Ruhe im ganzen Körper eingetreten ist.] *»… und nun lässt sich im gesamten Körper dieses angenehme Ruhegefühl spüren … von Kopf bis Fuß, von den Zehen bis in die Haarspitzen … auf Ihre ganz eigene Art und Weise können Sie die Ruhe und Entspannung wahrnehmen, die nun ihren Platz gefunden hat … und gleichzeitig können Sie den Stein in den Händen spüren, da Sie nun weiter an der Nordsee sind … und dieser Stein ist ein untrügliches Zeichen der Ruhe und Entspannung, die Sie gerade genießen … und Sie werden überrascht sein, wie leicht es sich anfühlt, diese angenehme Ruhe und Entspannung zu spüren, sobald Sie diesen Stein in der Hand halten … Jede Berührung mit diesem Stein löst immer wieder Ruhe und Entspannung, dieses angenehme Wohlbefin-*

den aus … Wann immer Sie dies wünschen, wann immer es Ihnen guttut, wann immer Sie dies brauchen, so können Sie leicht darauf zurückgreifen … Sie greifen auf Ihre innere Ruhe und Entspannung zurück … Sie greifen einfach nach diesem Stein … und Sie werden erleben, wie sich Ruhe und Entspannung dabei wie von selbst einstellen … Und das Schöne ist, dass Sie dabei nichts tun müssen … Alles wird wie von selbst geschehen … und während wir gleich wieder ins Hier und Jetzt zurückkehren, wird sich Ihr Körper ganz leicht daran erinnern, wie mühelos es ist, in dieses angenehme, entspannte Gefühl zu kommen … und dass der Stein ihn jederzeit daran erinnern kann …«

Für den Umgang mit nächtlichem Erwachen ist es hilfreich, den Patientinnen eine Tonbandaufnahme zur Verfügung zu stellen, um durch Selbsthypnose den Einschlafprozess zu verbessern. Gleichzeitig kann man damit wenig schlafförderliche Verhaltensweisen wie die unangemessene Nutzung digitaler Geräte oder das Hören aktivierender Musik unterbinden und ggf. auch die Neigung, schlafinduzierende Medikamente einzunehmen.

4.7.4 Suchterkrankungen

Suchterkrankungen gehören zu den häufigsten Komorbiditäten der BPS. Studienergebnisse lassen vermuten, dass etwa 50–80 % aller Patienten mit einer BPS im Laufe des Lebens eine substanzbezogene Störung entwickeln (Kienast et al. 2014). Die Einnahme von Drogen dient dabei häufig dazu, aversiv erlebte emotionale oder anspannungsbedingte Zustände zu lindern, indem gezielt dissoziative Zustände herbeigeführt werden. Dysfunktionaler Konsum von Alkohol spielt in diesem Zusammenhang eine besonders große Rolle. Der Substanzkonsum ist dabei häufig ein Ausdruck der mangelnden Emotions- und Anspannungsregulation, weshalb die Behandlung der Suchterkrankung unmittelbar in die BPS-Behandlung integriert werden muss und nicht isoliert betrachtet werden kann. Patienten zeigen dabei häufig Symptomverschiebungen, da eine Substanzabstinenz in der Regel mit der Zunahme von Spannungszuständen, emotionaler Instabilität und dem Drang zu selbstverletzenden Verhaltensweisen verbunden ist. Das komorbide Vorliegen einer Suchterkrankung ist bei BPS-Patienten mit stärker ausgeprägten impulsiven und selbstschädigenden Verhaltensweisen verbunden sowie mit einer schlechteren Prognose für den Verlauf der Erkrankung im Vergleich zu Patienten ohne Suchtproblematik (Zanarini et al. 2004). Um mit diesem komorbiden Aspekt in der Behandlung angemessen umzugehen, wurden einige störungsspezifische BPS-Behandlungskonzepte bereits um die Dimension substanzbezogener Störungen erweitert. Bei der DBT-S (»S« steht dabei für »Sucht«) wird z.B. – anders als in einer »klassischen« Suchtbehandlung – keine sofortige und vollständige Abstinenz erwartet, sondern eine individuelle Realisierbarkeit durch eine »dialektische Abstinenz« im Fokus behalten. Auf diese Weise wird die Abstinenz als Therapieziel beibehalten, indem sie durch das Trainieren entsprechender Fertigkeiten stufenweise erreicht wird (Kienast et al. 2014). Weiterhin liegen Behandlungskonzepte des tiefenpsychologisch orientierten Verfahrens der Dynamischen Dekonstruktiven Psychotherapie vor (Gregory et al. 2008), das in Deutschland jedoch kaum verbreitet ist, sowie die Dual-Fokus-Schema-Therapie, die tiefenpsychologische und verhaltenstherapeutische Elemente kombiniert und zu der bisher wenige aussagekräftige Studienergebnisse vorliegen (Kienast et al. 2014).

Der Einsatz von Hypnose bei Alkohol- und Drogenerkrankungen ist bisher nicht in aktuellen, aussagekräftigen randomisierten Studien untersucht worden, obgleich eine Reihe von Untersuchungen und Fallberichten vorliegen, die eine relevante Wirksamkeit von Hypnose bei diesen Patientengruppen vermuten lässt (z.B. Potter 2004, Page & Handley 1993). Auch die Anwendung von Selbsthypnose konnte erfolgreich zur Rückfallprophylaxe bei Patienten mit chronischer Alkohol- oder Drogenabhängigkeit eingesetzt werden (Pekala et al. 2004). Insofern ist es sinnvoll, auch bei diesem oft erheblichen Problem einer BPS die Anwendung hypnotherapeutischer Strategien in Erwägung zu ziehen, insbesondere da sich durch Trancearbeit auch gezielt Einfluss auf vegetative Symptome nehmen lässt, die bei Abstinenzversuchen auftreten. Schaut man sich das DBT-Fertigkeitentraining an, so stößt man auch bei diesem Aspekt auf Interventionen aus der Hypnotherapie, etwa bei der Intervention »Entwaffne Deinen Feind« (Bohus & Wolf-Arehult 2014, S. 371). Um Frühwarnzeichen von Suchtdruck zu erkennen, werden spezielle Selbstgespräche oder bestimmte innere Bilder und Gedanken herangezogen, um den »inneren Feind« zu identifizieren und ihm zuvorzukommen. Außerdem wird der Umgang mit zerstörerischen inneren Bildern beschrieben, indem eine hilfreiche innere Person dazugeholt wird. Im Folgenden wird eine Reihe möglicher hypnotherapeutischer Interventionen beschrieben, die sich in die Behandlung von BPS-Patienten mit einer Suchterkrankung einbeziehen lassen:

Den inneren Feind entwaffnen: Das Prinzip dieser Intervention aus dem DBT-Fertigkeitentraining kann wunderbar im Rahmen einer formalen Hypnose eingesetzt werden. Im Vergleich zu einer rein imaginativen Vorstellung geht es dabei darum, das innere Erleben im ganzen Körper und mit allen Sinnen wahrzunehmen und die Möglichkeiten des Trancezustands voll zu nutzen. Das innere Erleben wird durch entsprechende Suggestionen auf den VAKOG-Ebenen (s. S. 24) besonders gefördert. Zum Abschluss ist es wichtig, das hilfreiche Erleben im Sinne einer Ressource zu verankern und für den Patienten im Alltag abrufbar zu machen. Dies kann durch posthypnotische Suggestionen gefördert werden. Im Folgenden sei dazu ein Beispiel beschrieben, das in Trance im Dialog mit dem Patienten stattfand.

FALLBEISPIEL Herr. H. (28 Jahre, Student): Als Ritter gegen das Verlangen nach Alkohol kämpfen

T: [nach Induktion und Vertiefung] *»Und wenn Sie sich nun in die Situation von gestern begeben, wo Sie sich von einem Pfleger ungerecht behandelt gefühlt haben … Spüren Sie da mal genau hin, wie sich das anfühlt …«*

P: (seufzt) *»Ah, sehr unangenehm … Ich merke, wie ich total angespannt werde … Dieser Kerl bringt mich total auf die Palme!«*

T: *»Sie werden also richtig ärgerlich …«*

P: *»Ja, und ich will nur noch weg von dem … raus, und mir was zu Trinken besorgen …«*

T: *»Und wenn Sie nun erleben, wie der Drang nach Alkohol zunimmt … Schauen Sie einmal, ob dazu irgendetwas auftaucht … vielleicht ein bestimmtes Bild … oder was auch immer …«*

P: (schluckt) *»Ich sehe, dass da was Dunkles auftaucht … Irgendwie eine seltsame Figur, die mich anzieht … So eine Art Dementor wie bei Harry Potter … Und ich habe das Gefühl, mich gar nicht mehr richtig bewegen zu können … und dass ich mich nicht dagegen wehren kann und mich diese Figur immer mehr anzieht …«*

T: *»Ah, gut … vielleicht nehmen Sie einmal wahr, welche Gedanken und Empfindungen Sie gerade haben …«*

P: *»Ich bin total ausgeliefert … Ich denke ›Oh Mann, da komm ich nicht wieder raus‹ … Wie so ein Sog, der entsteht, so ein Strudel, dem ich mich nicht entziehen kann …* (Pat. schüttelt sich) *Uah, fühlt sich das eklig an …«*

T: *»Das klingt so, als würden Sie sich vollkommen hilflos fühlen …«*

P: *»Ja, absolut …«*

T: *»Und gleichzeitig können Sie einmal schauen, was Sie brauchen, um sich diesem Dementor entgegenzustellen … Was hilft Ihnen, diesen Feind zu zerstören?… Welche Kräfte brauchen Sie dafür? Vielleicht irgendeine Waffe?«*

P: *»Hmm …«*

T: *»Erlauben Sie sich, diesem Feind entgegenzutreten … Sie dürfen diesen Feind zerstören …«*

P: *»Ich bräuchte eine Rüstung, die mich schützt … und ein Schwert …«*

T: *»Okay, das ist eine gute Idee … Dann erlauben Sie sich, nun genau die passende Rüstung … und genau das passende Schwert für sich herbeizuholen … Und erzählen Sie mir gerne davon …«*

P: *»Ja, ich habe nun eine richtige Ritterrüstung an … So aus ganz festem Metall, die ist ganz schön schwer …«*

T: *»Und da sie so schwer ist, wird sie besonders guten Schutz bieten … Spüren Sie, wie gut Sie durch diese Rüstung geschützt sind … und wie sich ihr Körper dabei anfühlt …«*

P: *»Puh, ich merke richtig, wie schwer die Rüstung auf den Schultern liegt …«*

T: *»Das ist gut, dass Sie das so gut spüren können … Je schwerer die Rüstung wiegt, desto besser dürfen Sie sich geschützt fühlen …«*

P: *»Jetzt habe ich auch das Schwert in der Hand, das zu der Rüstung gehört … es ist auch ganz schön schwer …«*

T: *»Wunderbar … Können Sie es bewegen? Erlauben Sie sich, damit zu kämpfen …«*

P: *»Ja, ich kann es bewegen … und damit auch Hiebe ausführen …«*

T: *»Super! Vielleicht üben Sie erst ein bisschen damit!«*

P: (imaginiert innerlich ein Training mit dem Schwert, bewegt dabei seine Hände, als würde er ein Schwert halten)

T: *»Schauen Sie, wie lange Sie brauchen, um sich gut zu fühlen und mit dem Schwert umzugehen …«*

P: *»Ja, jetzt fühlt es sich ganz gut an …«*

T: *»Was meinen Sie, haben Sie ausreichend trainiert, um den Dementor zu zerstören?«*

P: (zögert erst, nickt dann).

T: *»Dann gehen Sie nun mit dem Schwert auf den Dementor los … und spüren Sie, wie viel Kraft Sie haben und wie mühelos Sie das Schwert führen können …«*

P: *»Hmm … der Dementor kommt jetzt näher … Ich kann ihn mit dem Schwert gleich erreichen …«*

T: *»Ja, und Sie dürfen ihn bekämpfen … Sie dürfen ihn zerstören und vernichten …«*

P: (kämpft innerlich mit dem Schwert) *»Ich steche mit dem Schwert auf den Dementor ein … Jetzt haue ich ihm den Kopf ab … also diese Kapuze, die er trägt …«*

T: *»Das ist ganz großartig, dass Sie das machen … und es zeigt, wie stark Sie sind … Erlauben Sie sich, ihn komplett zu vernichten …«*

P: *»Ja, jetzt hab ich ihm noch die Arme abgehackt … und die Beine … und steche auf seinen Rumpf ein …«*

T: *»Schauen Sie, wann er komplett zerstört ist …«*

P: *»Hm, ich glaube, jetzt bewegt er sich nicht mehr …«*
T: *»Wie fühlen Sie sich denn jetzt?«*
P: (atmet tief durch): *»Irgendwie befreit.«*
T: *»Ja, das klingt wirklich sehr befreiend, was Sie da eben geleistet haben … Und vielleicht können Sie sich erlauben, ein wenig stolz darauf zu sein … und dieses befreiende Gefühl im ganzen Körper wahrzunehmen …«* [Inneres Erleben von Befreiungsgefühl und Stolz mit Mehrfachwiederholungen im Körpererleben verankern]

Hier kann man, analog zu der Bekämpfung eines inneren Introjekts wie in Kapitel 4.5.2 beschrieben, ebenfalls passende Körperbewegungen einbeziehen, um das innere Erleben noch stärker im Körper zu verankern. Das o. g. Beispiel zeigt, wie das Symptom des Suchtdrucks zur Identifizierung einer förderlichen Ressource beigetragen hat. Das Erleben in der Ritterrüstung mit dem Schwert kann dann in weiteren Trancen vertieft und in Selbsthypnose geübt werden, um im Alltag zur Bekämpfung des Substanzkonsums beizutragen. Findet der Patient selbst keine Lösung, um den inneren Feind zu zerstören, kann auf die Hilfe einer inneren helfenden Figur wie etwa den Helden des Alltags zurückgegriffen werden. Auch andere hilfreiche Metaphern, z. B. das innere Abreiten von Wellen, die sich durch den Suchtdruck aufbauen, oder die Verwendung bereits bekannter Ressourcen oder innerer Helfer stellen weitere hypnotherapeutische Interventionen dar, um dem »inneren Feind« entgegenzutreten und ihn zu bewältigen.

Innere Teile-Arbeit (Ego-States): Ähnlich wie in Kapitel 4.6.2 beschrieben, kann auch die Arbeit mit inneren Anteilen zur Behandlung von substanzbezogenen Störungen herangezogen werden. Dabei geht es darum, den inneren Anteil ausfindig zu machen, der den Substanzkonsum ankurbelt, und die hilfreichen Anteile zu identifizieren, die gestärkt werden müssen, um den unerwünschten Konsum zu verhindern.

Linderung vegetativer Erscheinungen bei Entzugssymptomatik: Da hypnotische Interventionen nachweislich auf autonome Funktionen Einfluss nehmen, kann Hypnose grundsätzlich auch zur Linderung von Entzugserscheinungen in Erwägung gezogen werden, ggf. auch zur Unterstützung medikamentöser Maßnahmen, falls diese notwendig sind. Hierzu können einfache Entspannungshypnosen eingesetzt oder ressourcenorientierte Interventionen sowie ein Reframing der Symptome versucht werden.

KLEINER EXKURS: Raucherentwöhnung durch Hypnose

Die Raucherentwöhnung ist vermutlich das allgemein bekannteste Anwendungsgebiet der Hypnose in der Bevölkerung und meiner Erfahrung nach wird man als Hypnotherapeut regelmäßig von Patienten danach gefragt. Gleichzeitig gibt es noch keine methodisch hochwertigen Studien, die einen eindeutigen Nutzen der Hypnose, eine Nikotinabstinenz über einen längeren Zeitraum zu erreichen, belegen. Die in der Literatur beschriebenen Interventionen unterscheiden sich zudem erheblich in Inhalt, Setting und Durchführung. Auch wenn das Ziel einer Nikotinabstinenz sicherlich bei krisenhaften und instabilen BPS-Patienten nicht als das vordringlichste Problem anzusehen ist, ist ein bestehender Wunsch nach Nikotinabstinenz grundsätzlich zu begrüßen, um das Gesundheitsverhalten zu fördern. Mit BPS-Patienten, die mit dem Wunsch einer Nikotinabstinenz auf mich zukommen, bespreche ich daher zunächst, ob der aktuelle Zeitpunkt tatsächlich der richtige ist und welche Voraussetzungen auch bzgl. der Motivation vorliegen müssen. Grundsätzlich kann man eine Nikotinabstinenz mit Hypnose versuchen, was ich gerade sehr suggestiblen Patienten empfehle, die mit dem Rauchen aufhören wollen.

4.8 Einsatz von Selbsthypnose

Der Einsatz von Selbsthypnose ist ein wichtiger Baustein hypnotherapeutischer Behandlungen. Auf diese Weise wird zum einen vermieden, die Patientin für die Anwendung von Hypnose »abhängig« von ihrer Therapeutin zu machen, und zum anderen die Eigenaktivität und Eigenverantwortung gefördert. Die Anwendung von Selbsthypnose ist daher sehr gut als therapeutische Hausaufgabe geeignet und lässt sich aufgrund der sehr variablen Möglichkeiten individuell an das jeweilige Behandlungssetting und die aktuellen Therapieziele anpassen. Sie kann in vielfältiger Weise angewendet werden, z.B. durch gezielte Selbstverbalisation und das Auftauchenlassen innerer Bilder oder das Spüren von Körperwahrnehmungen. Es ist wichtig, dies zu vermitteln, da auch Menschen, die keine inneren Bilder sehen können, Selbsthypnose anwenden können. Insbesondere Patientinnen, die bereits regelmäßig Achtsamkeitsübungen durchführen, werden damit besonders schnell vertraut und bekommen mit der Anwendung in der Regel keine Schwierigkeiten. Im Folgenden werden verschiedene Ansätze beschrieben, wie die Anwendung von Selbsthypnose erarbeitet werden kann.

4.8.1 Psychoedukation zur Selbsthypnose

Bevor die Patientin mit Übungen zur Selbsthypnose beginnt, ist es wichtig, sie ausreichend darüber aufzuklären, da viele Menschen die Vorstellung hegen, sich nicht selbst hypnotisieren zu können. Allgemein wird davon ausgegangen, dass eine Fremdhypnose nicht ohne die Fähigkeit zur Selbsthypnose durchführbar ist, da von außen gegebene Suggestionen in Form von Autosuggestionen umgesetzt werden (Benaguid & Schramm 2018, S. 21). Diese Information ist als hypnotherapeutische Kommunikationsstrategie sehr hilfreich, da dadurch deutlich wird, dass die Patientin automatisch die Fähigkeit zur Selbsthypnose besitzt, wenn sie sich schon einmal in Hypnose befunden hat. Weiterhin ist es hilfreich zu erläutern, welches Ziel dadurch verfolgt wird. Dies wird sinnvollerweise an den bereits bestehenden Therapiezielen abgeleitet. Dabei kann es sich um Verbesserung der Entspannungsfähigkeit, Stärkung des Selbstwirksamkeitserlebens oder das Erlernen von Selbsthypnose im Sinne eines Skills handeln. Regelmäßiges Üben ist eine Voraussetzung dafür, um mittel- bis langfristig den dadurch angestrebten Zielen ein Stück näher zu kommen. Soweit möglich sollte Selbsthypnose daher täglich oder mindestens alle zwei Tage angewendet werden. Wenn

Patientinnen die Sorge haben, nicht mehr aus der Selbsthypnose »zurückzukommen«, kann man zunächst in der Therapiesitzung eine Selbsthypnose durchführen lassen (was bei Autosuggestion ohnehin zu empfehlen ist), um die nach menschlichem Ermessen unbegründete Sorge zu zerstreuen. Bestehen diesbezüglich weiterhin Bedenken, kann man empfehlen, einen Wecker zu stellen (Bongartz & Bongartz 2000, S. 253).

4.8.2 Audioaufnahmen

Für den Einstieg in die Selbsthypnose sind Audioaufnahmen, die speziell für die Patientinnen angefertigt wurden, sehr hilfreich. Gerade eher instabile BPS-Patientinnen bringen häufig nicht genug Konzentrationsfähigkeit für eine ausreichend lange Fokussierung mit und haben Angst, »etwas falsch« zu machen. Die Aufnahmen sollten zu Beginn daher auch nicht zu lang sein (10 bis 15 Minuten reichen aus). Im Verlauf der weiteren Behandlung sollten Inhalt und Länge ggf. angepasst werden. Da in den digitalen Medien unzählige gesprochene Selbsthypnosen verfügbar sind, die allgemein zur Verfügung stehen, ist es wichtig, die Patientin darauf hinzuweisen, dass diese nicht speziell auf sie zugeschnittenen Aufnahmen mit Vorsicht zu verwenden sind. Audioaufnahmen von Therapeutinnen haben zudem den Vorteil, dass sie einer Patientin mit schwierigen Bindungserfahrungen die oft herausfordernde Zeit zwischen den Sitzungen erleichtern kann. Die Therapeutin kann auf diese Weise quasi ein Stück mit nach Hause genommen werden und die Aufnahme als ein Art Übergangsobjekt dienen. Da es sich in der Regel um Wohlfühl-, Entspannungs- oder ressourcenorientierte Hypnosen handelt, geht es darum, sich angenehm und wohl oder auch stark fühlen zu dürfen. Im Sinne des Cheerleadings sollte die Anwendung der Selbsthypnose regelmäßig durch die Therapeutin verstärkt werden. Außerdem ist es wichtig, konkret nachzufragen, ob es Probleme bei der Anwendung gibt und eventuell unangenehmes Erleben auftaucht, da Patientinnen darüber nicht immer von sich aus berichten. Je nach Struktur und Konzentrationsfähigkeit kann man erwägen, der Patientin nach einiger Zeit vorzuschlagen, die Selbsthypnose auch ohne Aufnahme durch reine Autosuggestionen anzuwenden, um flexibler zu werden und nicht mehr auf das Mitführen eines entsprechenden Gerätes angewiesen zu sein.

4.8.3 Selbsthypnose ohne Anleitung

Selbsthypnose vollkommen eigenständig anzuwenden erfordert ein gewisses Maß an Konzentrations- und Fokussierungsfähigkeit. Der Patient sollte daher bereits über eine gewisse Erfahrung durch Fremdhypnose und/oder Audioaufnahmen verfügen. Zum Einstieg ist es hilfreich, den Patienten nach einer Induktion zu fragen, mit der er besonders gut in Trance gehen kann. Mit dieser Form kann er dann zunächst einmal versuchen, sich selbst in Hypnose zu versetzen, um dann das Tranceerleben eigenständig fortzusetzen. Dazu kann der Patient sich innerlich Suggestionen geben, die er von seinem Therapeuten kennt und auf sich selbst anwendet. Dies können beispielsweise folgende Formulierungen sein:

»Ich habe nun die Augen geschlossen und kann dadurch immer mehr in Trance gehen … ich erlaube mir, immer mehr in diesen angenehmen Zustand hineinzugehen … immer tiefer und tiefer … alles darf sich wohl und angenehm anfühlen … meine Muskeln dürfen vollkommen entspannen und meine Atmung immer ruhiger und tiefer werden … Alles fühlt sich wohl und angenehm an …«

Wenn Patienten Schwierigkeiten damit haben, sich selbst mit »Ich« anzusprechen, kann man indirekte Suggestionen auswählen, bei denen eine gezielte Ansprache des Patienten unterbleibt:

»Die Augen sind geschlossen … die Atmung ist ruhig und regelmäßig … alles darf sich wohl und angenehm anfühlen … jeder Atemzug kann die Trance vertiefen … die Muskeln können mehr und mehr loslassen … sich immer weiter entspannen …«

Als erste Übung für eine durch den Patienten selbst angeleitete Hypnose kann man wie folgt vorgehen: Der Therapeut übernimmt im ersten Schritt die Induktion von außen und gibt dem Patienten dadurch Starthilfe. Nach der Induktion und/oder Vertiefung kann der Patient dann nach seinem Belieben die Trance innerlich weiterführen.

Neben den gezielten verbalisierten Suggestionen können auch innere Bilder entwickelt werden, ohne dass innerlich ein Text gesprochen wird. Dazu kann sich der Patient ein konkretes Bild vor Augen halten und durch das Betrachten in eine Trance kommen. Vielen Patienten fällt es jedoch erfahrungsgemäß leicht, sich innerlich ein passendes Bild vorzustellen und durch die damit empfundenen Wahrnehmungen in eine Selbsthypnose zu gelangen.

Naturgemäß ist eine eigenständig durchgeführte Trance weniger »tief« als eine Fremdhypnose. Dies liegt daran, dass die Hypnose selbst gesteuert werden muss und daher stärker kognitiv und kontrolliert abläuft als eine von außen angeleitete Trance. Da sich gerade bei Patienten, die noch wenig Erfahrung mit selbst angeleiteter Hypnose haben, schnell die Befürchtung einstellt, etwas »nicht richtig« zu machen, ist es wichtig, diesen Umstand zu erklären. Bei einer Selbsthypnose wird man sich in der Regel nicht vollkommen »fallen« lassen können. Grundsätzlich kann man den Patienten sagen, dass sie dabei kaum etwas falsch machen können, so lange sich die Selbsthypnose angenehm anfühlt. Im Zweifelsfall sollte man den Patienten mit Audioaufnahmen versorgen, wenn er mit einer Selbsthypnose ohne Anleitung noch überfordert erscheint.

SELBSTERFAHRUNGS-TIPP!

Selbsthypnose

Es ist sehr hilfreich, beim Anleiten von Selbsthypnose auch selbst über eine gewisse Erfahrung zu verfügen und zudem eine Vorstellung davon zu haben, wie es sich anfühlt, mit geleiteten Hypnosen oder Autosuggestionen in Trance zu gehen. Dabei ist es wichtig, sich noch einmal den Unterschied zu Achtsamkeitsübungen i. e. S. deutlich zu machen, bei denen das Wahrnehmen aller Impulse, Gedanken, Sinneseindrücke und Körperempfindungen im Vordergrund steht, während in der Selbsthypnose meistens die gezielte Förderung des Wohlbefindens ein konkretes Ziel darstellt (s. Kapitel 1.4.3).

4.9 »Kleine Auszeit« in Hypnose

Manchmal braucht es in einer Therapie eine kleine »Auszeit«, sowohl für Patientinnen wie für ihre Therapeutinnen, wenn man sich in einem Punkt »festgefahren« hat oder in einer Sackgasse steckt. Wenn es sich nicht gerade um eine suizidale Krise oder sehr therapieschädigende und -gefährdende Verhaltensweisen handelt, kann man der Patientin in einer Sitzung einmal anbieten, »heute einfach mal etwas ganz anderes zu machen«. Dies kann bereits eine Konfusion und Irritation darstellen, die dabei hilft, dem therapeutischen Prozess eine neue Richtung zu geben und dem Unbewussten Raum zu ermöglichen, nach verborgenen Pfaden zu suchen. Eine kleine Auszeit lässt sich auch gut als Belohnung einsetzen, wenn die Patientin in den vergangenen Sitzungen viel gearbeitet hat und es dem Prozess guttut, einmal etwas Abstand zu gewinnen. Auf diese Weise kann die Patientin gemeinsam mit ihrer Therapeutin »mal was Schönes« machen. Dadurch macht die Patientin u. U. gleichzeitig die sehr wertvolle Erfahrung, dass sie wertgeschätzt wird und sich jemand für ihre aktuellen Bedürfnisse interessiert und auf diese gezielt eingeht.

4.9.1 Angenehmen Aktivitäten in Hypnose nachgehen

Man kann die Patientin etwa fragen, ob sie gerade Lust hätte, etwas Bestimmtes zu tun, wie einen Jahrmarktbesuch, einer sportlichen Tätigkeit nachzugehen oder Musik zu machen. Dabei geht es im Erleben in der Hypnose vor allem darum, Freude zu erleben und Spaß zu haben, also nicht zwangsläufig um Entspannung. Bei den Vorschlägen, die von der Patientin kommen, sollte die Therapeutin einschätzen, ob die vorgeschlagene Situation eventuell in eine unnötige Krise ausarten könnte; z. B. wenn die Patientin vorschlägt, dass sie gerne eine Reise mit ihren Eltern machen möchte, die Beziehung aber bekanntermaßen sehr konfliktbeladen ist. Wenn der Patientin kein brauchbarer Vorschlag einfällt, kann man natürlich auch auf eine Entspannungs- oder Ressourcenhypnose zurückgreifen (s. Kapitel 4.1 und 4.2). Die Therapeutin könnte ihre Patientin dann fragen, ob sie heute vielleicht Lust hat, sich auf eine kleine Wanderung im

Wald oder in den Bergen zu begeben. Gerade wenn noch keine Erfahrung mit Hypnose besteht, kann man betonen, dass die Therapeutin für das Wohlbefinden der Patientin heute einen ganz speziellen Vorschlag hat, um Neugier und Interesse zu wecken.

4.9.2 Parabeln und Geschichten

Der Einsatz von Parabeln und Geschichten wurde bereits in Kapitel 4.3.2 beschrieben. Auch für eine kleine Auszeit eignen sich Geschichten sehr gut, wenn sie passend ausgewählt werden. Auf diese Weise kann etwas Beschwingtes und gleichzeitig Anregendes in der Therapie Platz finden, um eine Regeneration vom Therapieprozess zu erlangen. Dabei sollte man im Blick haben, dass das Erzählen von Geschichten aufgrund von Kindheitserinnerungen einen regressiven Prozess anstoßen kann. Auf diese Weise lässt sich das Geschichtenerzählen auch als eine Intervention zur Nachbeelterung und Bearbeitung emotionaler Vernachlässigung nutzen.

4.9.3 Schaukeln

Eine etwas unkonventionelle Art, eine Hypnosesitzung für eine Auszeit zu gestalten, ist mit dem Schaukeln möglich. Dies eignet sich besonders gut, wenn es darum geht, einmal so richtig »den Kopf frei zu bekommen« und sich aus kognitiven Verstrickungen und Grübeleien zu befreien. Bei dieser Intervention, die zwangsläufig im Sitzen stattfinden muss, beginnt man die Induktion mit einer Schaukelbewegung. Diese wird dadurch gestaltet, dass der Patient mit dem Oberkörper seitlich hin- und herschwingt und dabei seinen eigenen Rhythmus findet. Das Wiegende hat dabei etwas sehr Beruhigendes; und letztlich kann der Therapeut diese Bewegung einfach mit entsprechenden Suggestionen begleiten, wenn der Patient das Schaukeln als angenehm erlebt. Auch hier gilt es, sich zu Beginn der Trance nach dem Erleben des Patienten zu erkundigen, da dieses regressive Element ja auch unangenehmes Erleben zutage fördern kann.

Beispieltrance Schaukeln:
»Da Sie nun bequem auf Ihrem Stuhl sitzen, erlauben Sie nun Ihrem Oberkörper, sich nach und nach in einen wiegenden Schaukelrhythmus zu begeben … Von rechts nach links, und von links nach rechts [entsprechend im Rhythmus der Bewegung des Patienten sprechen]… Genau so … hin und her … hin und her … und finden Sie dabei Ihren ganz eigenen Rhythmus … der sich angenehm für Sie anfühlt … Genau … (kleine Pause) Können Sie mir einmal kurz mitteilen, ob sich das gerade angenehm für Sie anfühlt? (Patient nickt) *Es ist also gerade alles okay?* (Patient nickt) *Schön … erlauben Sie sich, einfach diesem Schaukelrhythmus weiter zu folgen … Alles darf sich wohl anfühlen … während Sie das Schaukeln erleben … Gerade ist nichts wichtig … Alles darf genau so sein, wie es gerade ist, Sie dürfen einfach dem Schaukeln weiter folgen …«*

Die Schaukelbewegungen können dann mit entsprechenden Suggestionen weiter begleitet werden. Zwischendurch ist es sinnvoll, immer mal wieder nachzufragen, ob sich alles weiter angenehm anfühlt und der Patient noch weitermachen oder die Trance beenden möchte.

Das Schaukeln eignet sich grundsätzlich auch gut als Induktionsform für Entspannungs- und Ressourcenhypnosen sowie bei Hypnosen, die das Ein- und Durchschlafen verbessern sollen. Aufgrund des regressiven Charakters ist allerdings bei instabilen Patienten zu beachten, dass diese nicht in ungünstiges regressives Erleben kommen. Dem wirkt allerdings das Sitzen entgegen und das Abrutschen in eine zu tiefe Trance kann durch eine kräftige Sprechweise und häufigeres Nachfragen im Dialog verhindert werden.

SELBSTERFAHRUNGS-TIPP!

Schaukeln
Das Schaukeln ist eine für die meisten Menschen sehr angenehme Art, in Trance zu gehen. Es ist hilfreich, das Schaukeln einmal im Selbstversuch auszutesten. Dazu kann man sich einen entsprechenden Text auf Tonband aufnehmen und diesen anhören oder sich durch einen Kollegen anleiten lassen.

4.10 Was tun, wenn Probleme in der Hypnose auftauchen?

Jeder, der eine Weile mit klinischer Hypnose arbeitet, wird die Erfahrung machen, dass die Trancesitzungen nicht immer so ablaufen wie geplant oder erhofft. Selbst bei aller Gründlichkeit in der Anamneseerhebung, Aufklärung und Vorbereitung auf die Hypnose besteht die Möglichkeit, dass Patientinnen in unerwünschtes, heftig emotionales oder traumatisches Erleben abrutschen. In anderen Fällen können Patientin und Therapeutin damit konfrontiert werden, dass in der Hypnose trotz sorgfältig ausgewählter Suggestionen gar nichts passiert oder erlebt wird. Wie bei allen medizinischen und therapeutischen Maßnahmen kann es daher auch bei dem Einsatz von Hypnose vorkommen, dass unerwünschte (Nicht-)Reaktionen auftauchen, die von der Therapeutin einen angemessenen Umgang erfordern. Interessanterweise wird in der Hypnose-Literatur nur selten über das Management von Schwierigkeiten oder Krisen berichtet, obwohl auch bei einer noch so unspektakulär anmutenden Sitzung im Einzelfall heftige Komplikationen möglich sind. Solch extreme Situationen sind meiner Erfahrung nach bei fachgerecht durchgeführten Hypnosen – auch bei BPS-Patientinnen – wirklich selten, kommen aber zuweilen vor. Insofern sollte jede Hypnotherapeutin über die wichtigsten Problematiken, die während einer Trancearbeit auftauchen können, informiert sein. Dieses Kapitel möchte dazu anregen, sich auf unvorhergesehene Ereignisse in der Arbeit mit Hypnose vorzubereiten, um Patientinnen im Falle von Problemen professionell und sicher begleiten zu können. Dies ist insbesondere bei der Behandlung von BPS-Patientinnen wichtig, da diese beim Auftauchen von Problemen in der Trance eine besonders gute Anleitung, Sicherheit und Halt durch ihre Therapeutinnen benötigen. In den folgenden Abschnitten wird daher auf typische Probleme eingegangen, die bei der Arbeit mit Hypnose auftreten können und Möglichkeiten, darauf angemessen zu reagieren. Für einen gelungen Überblick zu dem Thema sei auch auf das Kapitel 25 in dem Lehrbuch »Trancework« von Yapko (2019) verwiesen.

4.10.1 In der Hypnose wird nichts erlebt

Tatsächlich kann es passieren, dass in einer Hypnose auch einmal »gar nichts passiert«, dass also nichts Greifbares erlebt wird, weder imaginativ, emotional, kognitiv oder auf der Körperebene. Die Patientinnen berichten dann z. B., dass »alles schwarz ist«. Wenn so etwas auftaucht, ist es zunächst wichtig, als Therapeutin ruhig und gelassen zu bleiben, da Patientinnen oft verunsichert sind und glauben, dass sie etwas falsch machen. Insofern kann man zunächst einmal versuchen, der Patientin Zeit für die Umsetzung der Suggestionen zu geben.

»Erlauben Sie sich, ein wenig Zeit zu nehmen … Alles, was sich zeigt oder nicht zeigt, ist in Ordnung … Ihr Unbewusstes wird wissen, wann es soweit ist, dass Sie in der Trance etwas wahrnehmen können …«

Weiterhin kann man versuchen, die Suggestionen noch einmal ausführlich auf den VAKOG-Ebenen zu beschreiben, um das Umsetzen zu erleichtern. Sollte sich hier nach einigen Minuten weiterhin nichts zeigen, ist es besser, die Hypnose zu beenden, da die Patientinnen in solchen Situationen oft sehr kognitiv arbeiten und überlegen, was sie anders machen müssten. Dies verflacht wiederum die Trance und führt noch weniger zu dem gewünschten Erleben, sondern eher zu Frust und dem Gefühl, versagt zu haben. In so einem Fall sind folgende Suggestionen hilfreich, um die Trance vorzeitig zu beenden:

»Und wenn sich jetzt gerade in der Wahrnehmung nichts zeigt … dann ist das vollkommen in Ordnung so … Auch wenn wir dafür im Moment keine Erklärung haben, so ist dies aus irgendeinem Grund ganz sicher richtig und gut so … Und es macht nichts, wenn wir das gerade nicht wissen … Das ist ja das Besondere und Wirksame in der Hypnose, dass wir die Dinge nicht immer so greifen und erklären können … das ist vollkommen normal und darf auch so sein … Insofern schlage ich vor, dass wir jetzt erst einmal aus der Trance heraustreten, wenn das für Sie in Ordnung ist …«

Auf diese Weise kann man sich eine nonverbale Zustimmung von der Patientin abholen, die Trance zu beenden, und dann entsprechend die Ausleitung durchführen. Wichtig ist es, der Patientin das

Gefühl zu vermitteln, in der Hypnose nicht versagt zu haben, und noch einmal zu betonen, dass es auf das Erleben von Unwillkürlichkeit ankommt. Patientinnen, die nach einer Erklärung suchen, kann man sagen, dass das Unbewusste in der Regel ganz gut einschätzen kann, wann Suggestionen wie und in welcher Weise umgesetzt werden sollten, aber wann eben auch nicht. Vielleicht möchte es die Patientin gerade vor etwas schützen, weshalb die Suggestionen nicht so »wirken«, wie sich Patientin und Therapeutin das vorgestellt haben. Außerdem kann es durchaus sein, dass die Suggestionen trotzdem irgendetwas in der Patientin bewirken, auch wenn sie dies aktuell nicht spüren kann.

Das folgende Fallbeispiel zeigt eine Situation, die ich in ähnlicher Form bisher einige Male erlebt habe. Es handelt sich dabei um eine Patientin, die sich ganz besonders auf die Hypnose freut und aufgeregt ist, da sie etwas ganz Spektakuläres in der Sitzung erwartet:

FALLBEISPIEL Frau Z.: »Schwarze Hypnose«

Frau Z. (54 Jahre, Hausfrau) kommt aufgrund einer rheumatischen Erkrankung und Depressionen in eine Tagesklinik zur Behandlung. In den psychotherapeutischen Sitzungen zeigt sich, dass die Patientin unverarbeitete Trauerereignisse belasten. Den Vorschlag, dieses Thema in Hypnosesitzungen zu bearbeiten, findet die Patientin sehr interessant, sie kann sich zunächst jedoch nicht darauf einlassen. Eine Woche später berichtet die Patientin strahlend, dass sie es sich nun überlegt hat und unbedingt mit Hypnose arbeiten möchte. Sie ist sehr froh über die Möglichkeit, Hypnose nutzen zu dürfen, und hat sich über die Methode informiert. Nun ist sie bereit dafür und will sich ihrer Trauer gerne stellen. Nachdem ich die Induktion über Wahrnehmungen des Körpers im Kontakt zu Stuhl und Boden durchgeführt habe, vertiefe ich die Hypnose mit Fokus auf die Atmung weiter und gehe dann mit den Suggestionen zu der Person über, die die Trauer auslöst. Trotz sorgfältiger Beschreibung der Person aus dem Vorgespräch und Suggestionen über die VAKOG-Ebenen mit Wortwahl der Patientin berichtet Frau Z., dass sie keinerlei Bilder vor sich habe (obwohl in einem kleinen Test vor der Trance die Imaginationsfähigkeit klar bestätigt ist). Ich frage die verschiedenen Wahrnehmungsebenen ab, aber die Patientin kann weder Emotionen spüren noch bestimmte Körperempfindungen oder Verhaltensimpulse. Ich warte noch ein wenig ab, gebe ausreichend Zeit zwischen den Suggestionen und wiederhole diese noch einmal mit anderer Wortwahl, aber es zeigt sich nichts weiter. Die Hypnose bleibt »schwarz«. Ich nehme wahr, dass die Patientin anfängt zu kämpfen und dadurch immer mehr aus der Trance herauskommt, statt sie weiter zu vertiefen. Ich entschließe mich daher, die Hypnose zu beenden und nutze dazu ähnliche Suggestionen wie oben beschrieben. Dabei betone ich besonders, dass das Unbewusste vielleicht gerade entschieden hat, sich heute nicht mit dem Thema Trauer zu beschäftigen, auch wenn wir nicht genau wissen, warum. Die Patientin ist ebenfalls damit einverstanden, die Trance zu beenden, und ich leite sie wieder aus. Im Nachgespräch merkt man, dass die Patientin enttäuscht ist, dass sich »nichts entwickelt« hat. Gleichzeitig bemerkt sie selbst, dass sie sich vielleicht selber unter Druck gesetzt und den »ganz großen Wurf« erwartet hat. Wir besprechen, dass das Thema anscheinend heute nicht dran ist, aber dass dies schon morgen anders sein kann. Da anhand kleiner Suggestibilitätstests feststeht, dass die Patientin ausreichend suggestibel für Hypnosesitzungen ist, geht sie mit dieser Erkenntnis trotz der »schwarzen Hypnose« nicht unglücklich aus der Sitzung.

Passiert in einer Hypnose tatsächlich gar nichts Produktives, sollte ggf. noch einmal bestätigt werden, dass die Patientin ausreichend suggestibel für den Einsatz von Hypnose ist. Da die Praxiserfahrung zeigt, dass bei den allermeisten Personen eine ausreichende Hypnotisierbarkeit für psychotherapeutische Zwecke vorliegt, ist dies nur selten die Ursache für eine Hypnose, in der so rein gar nichts passiert. Manche Patientinnen haben aufgrund ihrer psychischen Beschwerden größere Probleme, in Trance zu gehen. Dies kann z. B. vorkommen, wenn ein sehr ausgeprägtes ADHS oder eine besonders starke depressive Symptomatik vorliegen.

4.10.2 Auftauchen von »Blockaden«

Gelegentlich berichten Patienten von einer »Blockade«, die sie daran hindert, eine Entspannung oder Ressource in Trance zu erleben und verankern zu können. In der klinischen Praxis kommt so etwas meiner Erfahrung nach gar nicht so selten vor, z. B. sehen Patienten, dass der Weg zu einer Ressource durch Steine oder einen Zaun blockiert ist. In solch einem Fall sollte man sich das Erleben der Blockade zunächst einmal beschreiben lassen, da dies mit sehr unterschiedlichen Wahrnehmungen einhergehen kann. Wie fühlt die sich an? Gibt es dazu ein Körpergefühl? Welche Sinnesempfindungen werden auf den VAKOG-Ebenen beschrieben? Gibt es Verhaltensimpulse? Je nachdem was der Patient berichtet und erlebt, kann man wie folgt verfahren:

- Das Erleben der »Blockade« führt nicht zielführend weiter oder es droht eine unerwünschte Erfahrung, sodass es besser ist, die Hypnose in partizipativer Absprache mit dem Patienten zu beenden.
- Die »Blockade« kann in der Hypnose abgearbeitet werden, sodass im Idealfall eine Ressource nach oben befördert wird.

Um zu entscheiden, ob mit der »Blockade« weitergearbeitet werden kann, ist zum einen die Orientierung an den Zielen der therapeutischen Sitzung hilfreich, und zum anderen muss der Therapeut einschätzen, was er seinem Patienten und sich selbst in der aktuellen Sitzung zumuten kann. Das Abarbeiten einer »Blockade« kann langfristig sehr sinnvoll sein, gleichzeitig jedoch auch als anstrengend und belastend erlebt werden, und daher nicht zu jedem Zeitpunkt passend sein. Im Zweifel kann der Patient gefragt werden, ob er das Gefühl hat, mit dem auftretenden Widerstand in Trance weiterarbeiten zu können und zu wollen, oder ob es sinnvoller ist, sich damit zu einem anderen Zeitpunkt zu beschäftigen. In solchen Situationen ist ebenfalls viel Feingefühl nötig, um dem Patienten nicht zu vermitteln, in irgendeiner Form »Schuld« daran zu sein, wenn die Trancearbeit vorzeitig beendet wird. Dabei können folgende Formulierungen angewendet werden:

»… und da sich jetzt gerade etwas in den Weg stellt, so kann dies ein Zeichen sein … ein Zeichen, sich zunächst mit einem anderen Thema zu beschäftigen … und es ist die Frage, ob jetzt wirklich der richtige Zeitpunkt dafür ist, dieses spezielle Thema anzuschauen … oder ob es auch o.k. ist, diesem Thema ein anderes Mal Zeit und Raum zu geben … Ihr Unbewusstes wird genau wissen, wann es Zeit ist, sich damit zu beschäftigen … Alles ist gerade gut so … Und mit dieser Gewissheit können Sie nach und nach, Schritt für Schritt, langsam wieder ins Hier und Jetzt zurückkommen …«

Der Verweis auf das Unbewusste als innere Instanz, die beurteilen kann, wann der richtige Zeitpunkt für die Auseinandersetzung mit herausfordernden Thematiken gekommen ist, sollte bei Patienten mit sehr mäßiger oder geringer Ich-Struktur nur mit Vorsicht angewendet werden. Bei solchen Patienten ist es besonders wichtig, haltgebend und empathisch aus der Trance herauszukommen, um keine Schuldgefühle entstehen zu lassen, sondern die »Blockade« als hilfreichen Schutz zu deuten und willkommen zu heißen. Im Nachgespräch ist es außerdem wichtig, die auftretenden Widerstände zu entpathologisieren und als ein normales Ereignis zu beschreiben, welches in der Hypnose nichts Ungewöhnliches darstellt. Für den Therapeuten ergeben sich aus der »Blockade« eventuell Hinweise, welche Aspekte in der weiteren Therapie besondere Berücksichtigung finden sollten. Das folgende Fallbeispiel beschreibt, wie in einer Hypnose die gegebenen Suggestionen kein hilfreiches Bild entstehen lassen und kein greifbares Material auftaucht, mit dem sinnvoll weitergearbeitet werden kann. Es ist eine weitere Variation zu dem in Kapitel 4.2.1 vorgestellten Beispiel »Aufbau einer Ressource durch angenehmes Erleben am Strand«:

(Siehe S. 85 für die einleitenden Suggestionen des Stranderlebens.)
»… Sind Sie dort gerade am Strand?«
(Patient schüttelt den Kopf.) *»Nee, irgendwie komme ich nicht an den Strand … da ist ein stacheliger Zaun davor …«*
Therapeut: *»Ah, okay. Kommen Sie um den Zaun herum?«*
(Patient schüttelt den Kopf.) *»Nee, der ist überall … Da komm ich nicht durch …«*

Therapeut: *»Vielleicht können Sie schauen, ob Sie an einen anderen Strand kommen …«*
(Patient bleibt eine Weile ruhig, schüttelt dann wieder den Kopf.) *»Nee … das klappt irgendwie nicht …«*
Therapeut: *»Vielleicht ist dieser Strand gerade nicht hilfreich für Sie … das ist in Ordnung … Gibt es gerade einen anderen Ort, an den Sie gehen können und der sich angenehm für Sie anfühlt? Oder taucht jetzt irgendetwas anderes auf?«*
(Patient wartet eine Weile, schüttelt dann den Kopf.)
Therapeut: *»Wissen Sie, ich glaube, dass Sie ein gutes Gespür für sich haben … Kann es sein, dass Sie sich gerade nicht sonderlich wohlfühlen?«*
(Patient seufzt leicht.) *»Nein, nicht besonders …«*
Therapeut: *»Gut, wir müssen heute auch gar nicht an den Strand gehen, das ist vollkommen in Ordnung. Wissen Sie, ich habe das Gefühl, dass es gerade besser für Sie sein könnte, aus der Hypnose erst einmal auszusteigen … was meinen Sie?«*
(Patient nickt.) *»Ja, ich habe gerade das Gefühl, es geht hier irgendwie nicht weiter …«*
Therapeut: *»Gut, dann können Sie Schritt für Schritt wieder ins Hier und Jetzt zurückkommen …«*

In diesem Beispiel werden die ressourcenorientierten Suggestionen nicht umgesetzt, und der Patient findet in der Trance auch keine angemessene Alternative. Dies kann immer mal wieder passieren, wobei meiner Erfahrung nach diese Variante tatsächlich selten vorkommt. In diesem Falle sollte man nicht dem falschen Ehrgeiz unterliegen, es »irgendwie doch hinkriegen« zu wollen, um zum einen als Therapeut nicht »blöd« dazustehen und zum anderen, dem Patienten noch ein angenehmes Erleben zu ermöglichen. In der Regel kommt man nicht weiter, wenn der Patient nach zwei oder drei weiteren Versuchen in dieser Sitzung keinen angemessenen Weg für sich findet. Wichtig ist es, dies zu validieren und dem Patienten zu vermitteln, dass er daran keine »Schuld« trägt oder irgendetwas »falsch« gemacht hat. Wenn man davon ausgeht, dass das Unbewusste bei ausreichend stabilen Patienten den Weg kennt, sollte man das vermeintliche »Scheitern« und das damit in der Regel verbundene

Schuld- und Schamerleben des Patienten durch eine angemessene Nachbesprechung auf jeden Fall so gut es geht reduzieren. Hilfreich ist dabei zu betonen, dass es sehr fürsorglich von dem Patienten ist, sich einer möglicherweise gerade nicht passenden Intervention nicht weiter auszusetzen. Auf diese Weise kann ein Reframing der »Blockade« erfolgen, die nicht verurteilt wird. Interessanterweise erlebe ich in der Praxis häufig, dass Patienten nach einer Wertschätzung ihrer »Blockade« in darauffolgenden Sitzungen auf die scheinbar verborgenen Inhalte viel leichter Zugriff haben. »Blockaden« sollten aus hypnotherapeutischer Sicht daher wertgeschätzt und willkommen geheißen werden. In der Hypnose kann man auch direkt mit ihnen in einen Dialog treten und sich diesen z. B. als Ego-State zuwenden und nach ihren Wünschen, Meinungen und Bedürfnissen fragen. Gerade Patienten, die sich sehr unter Druck setzen und es allen anderen (also auch dem Therapeuten!) recht machen wollen, können auf diese Weise Wertschätzung in einer Situation erfahren, die sie normalerweise als Scheitern erleben. Aus Sicht der DBT könnte man dies mit der Metapher »aus Zitronen Limonade machen« bezeichnen.

In vielen Fällen habe ich auch erlebt, dass eine Blockade auftritt, um »aufgelöst« werden zu wollen. Dabei zeigt sich ein typisches Muster, indem sich die angestrebten Entspannungszustände oder Ressourcen erst durch einen Umweg über andere Thematiken, die sich in spontanen Assoziationen zeigen, erreichen lassen. Dies ist meiner Erfahrung nach immer mit einer deutlichen Entlastung bei den Patienten verbunden. Im Unterschied zu einer »echten Blockade«, bei der man das Gefühl hat, nicht recht weiterzukommen, zeichnen sich »produktive Blockaden« dadurch aus, dass bei Patienten recht schnell spontane Assoziationen entstehen, durch die sie in andere hilfreiche Situationen gelangen. Hier ist wieder das gute Gespür des Therapeuten gefragt, zu entscheiden, ob es sinnvoll ist, den Patienten zu ermutigen, sich der ungeplanten Herausforderung zu stellen, oder ob es besser ist, die Hypnose in dieser Form nicht weiter fortzuführen. Auch hier wird ein Fallbeispiel dargestellt, bei dem ein Patient in einer Entspannungshypnose zunächst mit einigen biografischen Themen konfrontiert wird, bevor das ungestörte Entspannungserleben in der Trance möglich ist:

Fallbeispiel Herr N.: »Entspannung am Fluss mit Umwegen«

Herr N. (Beamter, 50 Jahre) begibt sich aufgrund einer bulimischen Essstörung und Depressionen in vollstationäre Behandlung. Da der Patient unter hoher Anspannung leidet, kann sich der Patient nach anfänglicher Skepsis und einer kurzen Probetrance, die er als angenehm empfindet und seine gute Suggestibilität zeigt, auf eine ausführliche Entspannungshypnose einlassen. Da es ihm sehr unangenehm ist, dabei beobachtet zu werden, wird vereinbart, dass ich ihn während der Hypnose nicht anschaue, sondern mit dem Rücken zu ihm sitze. Der Patient ist ausreichend stabil, weshalb das Vorgehen unproblematisch ist, auch wenn bestimmte Körperreaktionen (z. B. die Suggestionen im Rhythmus der Atemzüge zu geben) nicht einbezogen werden können. Der Patient bevorzugt eine Sitzung im Liegen und mit geschlossenen Augen. Als Entspannungsort hatten sich in der Probetrance spontan Szenen aus der Kindheit gezeigt, in denen Herr N. unbeschwert zusammen mit einem guten Freund Fahrrad gefahren war. Da er dies als sehr wohltuend erlebt hatte, soll diese Situation als Ressource für das Erleben von Leichtigkeit und Gelassenheit dienen.

Der Patient geht wie bei der ersten Trance gut in die Hypnose hinein. Die Suggestionen, die ihn innerlich das Fahrradfahren erleben lassen sollen, werden jedoch nicht umgesetzt. Herr N. berichtet, dass er sich nun spontan an einer schönen Stelle am Ufer eines großen Flusses befinden würde. Diesen Ort würde er eigentlich als sehr angenehm empfinden, aber die weiterführenden Suggestionen, die ich gebe, um den Patienten diesen alternativen Ort erleben zu lassen, werden ebenfalls nicht umgesetzt. Herr N. berichtet über einen dunklen Fleck, den er plötzlich wahrnimmt. Das Flussufer sei mit einem Male verschwunden. Ich warte etwa eine Minute ab, um zu schauen, ob sich daraus etwas weiterentwickelt.

»O.k., da Sie nun diesen dunklen Fleck wahrnehmen, erlauben Sie sich zu warten, ob sich daraus etwas weiterentwickelt … ob etwas spontan auftaucht …«

Herr N. berichtet nach ein paar Atemzügen, dass er eine Blockade spürt und das Bild seines Vaters auftaucht. Er selber sieht sich als 10-jährigen Jungen und wie er sich durch den Vater eingeengt fühlt und sich nicht entfalten kann. Im Verlauf bittet der Vater den kleinen Jungen nun um Verzeihung dafür, wie er mit ihm umgegangen ist, und Herr N. spürt plötzlich sehr viel Traurigkeit und beginnt zu weinen. Der Vater teilt dem kleinen Jungen schließlich mit, dass es ihm gut geht, sodass der Junge aufatmen kann und sich erlöst fühlt.

Mit einem Mal findet sich der kleine Junge entspannt und gelassen an dem Flussufer wieder, das zu Beginn der Trance spontan aufgetaucht war, und kann mit einem Gefühl von Freiheit und Gelassenheit den vorbeiziehenden Schiffen zusehen. Er stellt sich dabei vor, selbst auf einem der Schiffe mitzufahren. Diese Wahrnehmung wird nun nicht mehr gestört, sondern kann intensiv erlebt werden. Mit Mehrfachwiederholungen verankere ich die Ressource von Leichtigkeit, Freiheit und Gelassenheit im Körper und leite die Trance wieder aus. Dieses Beispiel zeigt, dass hier eine Blockade durch den Vater zunächst emotional aufgelöst werden musste, um die angestrebte Ressource frei und unbeschwert erleben zu können. Im Verlauf der weiteren Therapie kann mit dieser Ressource für Gelassenheit ungestört weitergearbeitet und diese als Anker genutzt werden, um sich herausfordernden Situationen in der Familie zu stellen.

4.10.3 Die Hypnose wird als sehr aversiv erlebt

Auch bei noch so fachgerechter Durchführung kann es passieren, dass Patientinnen stark abdriften, spontan regredieren und in sehr unangenehmes körperliches oder emotionales Erleben kommen. Dies kann von heftigen Ängsten, Traurigkeit und anderen starken Gefühlen bis hin zu plötzlich auftretenden Schmerzen, diffusem körperlichen Unwohlsein und Übelkeit reichen. Die Gefahr, dass so etwas passiert, hängt sowohl von der Stabilität der Patientin als auch von der Art der hypnotischen Trance ab. Je klarer der Rahmen vorgegeben wird und je weniger assoziative Elemente sich für die Patientin auftun (und dies können ja auch ganz unvorhersehbare Aspekte wie die Stimme der Therapeutin sein), desto unwahrscheinlicher ist das Auftreten einer solchen Situation. Auch die individuelle Gestaltung der Trance spielt dabei eine wichtige Rolle. Der Psychiater und Hypnotherapeut Richard Kluft hat sich mit den Nebenwirkungen der Hypnose intensiv auseinandergesetzt und kritische Faktoren sowohl auf Therapeutinnen- als auch auf Patientinnenseite beschrieben (Kluft 2012, 2012a, 2012b). Er weist darauf hin, dass Schwierigkeiten in der Hypnose häufig mit therapeutischen Vorgehensweisen assoziiert sind, die die Patientin als manipulativ und irrelevant einordnet. Auch die Verwendung standardisierter Hypnosetexte, die nicht individuell auf die Patientinnen zugeschnitten sind, erhöht das Risiko von unerwartetem Erleben und entsprechenden Reaktionen in der Hypnose. Auf Seite der Patientin können Probleme in der Hypnose auftauchen, wenn diese ihrer Therapeutin wichtige Informationen vorenthält, wie etwa Traumatisierungs- und Missbrauchserfahrungen, oder magische und unrealistische Erwartungen an die Hypnose bestehen. Wie bereits mehrfach betont, ist es sehr wichtig, dass die Therapeutin weiß, was ihre Patientin innerlich gerade erlebt, weshalb das Nachfragen in der Trance von großer Bedeutung ist. Auf diese Weise kann beim Auftreten unerwünschter Wahrnehmungen rechtzeitig reagiert werden. Bei äußerlich sichtbaren Zeichen wie unwillkürlichen motorischen Bewegungen, wie etwa Zittern, muskulären Verkrampfungen oder auch Hyperventilation und anderen Hinweisen auf Unwohlsein ist es selbstverständlich, dass die Therapeutin nachfragt, was gerade bei der Patientin los ist. Da jedoch auch ohne äußere sichtbare Symptome sehr aversives Erleben bestehen kann, muss man durch engmaschige Begleitung und regelmäßiges Nachfragen sicherstellen, im Bilde über die inneren Wahrnehmungen der Patientin zu sein.

Die in diesem Kapitel beschriebenen Fälle zeigen bereits einige Möglichkeiten, wie auf unerwünschtes Erleben reagiert werden kann. Sollten extrem heftige emotionale oder gar traumatisierende Wahrnehmungen auftauchen, die nicht zu tolerieren sind und eine vorzeitige Beendigung der Trance nötig machen, ist es hilfreich, der Patientin zunächst beim Erleben der Emotionen beiseitezustehen und ihr zu versichern, dass sie nicht alleine und bei ihrer Therapeutin vollkommen in Sicherheit ist. Weiterhin kann auch noch, bevor die Trance vollständig ausgeleitet wird, eine Reizdiskriminierung mit einbezogen werden, um die Patientin zu reorientieren und zu stabilisieren:

»… Sie erleben gerade sehr starke Emotionen und Erinnerungen … diese kommen nach oben und wollen beachtet werden … und gleichzeitig können Sie spüren, dass diese Situationen, die sich hier gerade zeigen, nicht real sind … Sie sind hier bei mir in meinem Zimmer … Und ich bin hier bei Ihnen … Ich bin für Sie da … und Sie sind sicher hier … es kann Ihnen nichts passieren … Erlauben Sie sich, einmal zu spüren, wie Sie hier auf dem Stuhl sitzen … und bei jedem Atemzug mehr und mehr ins Hier und jetzt zurückkommen … Atmen Sie einmal tief ein … und wieder aus … und dabei kommen Sie weiter ins Hier und Jetzt zurück … Bewegen Sie einmal Ihre Arme, und spüren Sie, wie Sie sie bewegen können … Genau … Sie kommen immer weiter zurück … und machen Sie jetzt oder gleich die Augen auf, so wie es sich für Sie angenehm anfühlt … spüren Sie mit Ihren Füßen den Kontakt zum Boden … Sie sind hier in meinem Büro … Schauen Sie sich einmal hier im Raum um …«

Unangenehmes Erleben lässt sich auch gut an einem imaginativen sicheren Ort oder Safe aufbewahren. Die Suggestionen geben der Patientin zu verstehen, dass diese belastenden Informationen sicher eingeschlossen sind, bis sie sich selbst dazu entscheidet, diese für die weitere Bearbeitung wieder herauszuholen. Dazu kann z. B. auch ein Schlüssel imaginiert werden, über den die Patientin die Kontrolle hat und den sie ebenfalls an einem sicheren, nur für sie zugänglichen Platz aufbewahrt. Für detaillierte Vorgehensweisen sei auf entsprechende Fachbücher der Traumatherapie verwiesen, die dazu in der Regel auf hypnotherapeutische Interventionen zurückgreifen.

Sollte eine Patientin während einer Hypnose so stark dissoziieren, dass sie auch durch klare, direkte Suggestionen nicht ausreichend ins Hier und Jetzt zurückgeholt werden kann, sind antidissoziative Reize und Skills anzuwenden. In der Regel reagieren Patientinnen auf Ammoniak oder Riechsalz, welches ihnen in einer solchen Situation unter die Nase gehalten wird. Hier und Jetzt ist es immer wichtig zu erklären, was die Therapeutin gerade macht. Sollte die Patientin darauf nicht reagieren, kann man sie an der Schulter oder am Arm berühren und schauen, ob sie darauf anspricht. Hierbei ist es besonders wichtig, die Berührung anzukündigen. Weiterhin kann man versuchen, die Patientinnen mit einem Igelball arbeiten zu lassen, um den dissoziativen Zustand aufzulösen. Das Setzen von Schmerzreizen wäre in extremen Fällen eine Möglichkeit, eine Patientin wieder aus einer Hypnose »zurückzuholen«, was mir in der Praxis jedoch noch nicht vorgekommen ist.

Im Anschluss an eine solche Hypnosesession mit starken unerwünschten Reaktionen ist es wichtig, die Patientin weiter zu begleiten, und sicherzustellen, dass sie sich für das Verlassen der Sitzung ausreichend stabilisiert. Dabei hängt die zu erzielende Funktionalität natürlich von den therapeutischen Rahmenbedingungen ab. In einem vollstationären Setting kann man ggf. vereinbaren, die Patientin nach einer Stunde noch einmal zu einem kurzen Gespräch zu sehen oder sie bei einer diensthabenden Therapeutin einzuplanen. Im Rahmen einer ambulanten Therapie lässt sich unter Umständen ein zeitnaher Telefonkontakt vereinbaren. Da der Kreislauf in der Hypnose in der Regel heruntergefahren wird, ist es sinnvoll, die Patientin aufstehen und herumgehen zu lassen, um zu überprüfen, ob sich der Blutdruck ausreichend reguliert hat oder ob Schwindelgefühle auftreten. Die weitere Anwendung von sinnesbezogenen Skills und Durchführung von Gleichgewichtsübungen sind ebenfalls wirksam. Hier sollte bei traumatisierenden Wahrnehmungen weiter eine Reizdiskriminierung erfolgen, die durch entsprechende Suggestionen begleitet werden kann. Weitere Ausführungen dazu finden sich auch im folgenden Kapitel zur Anwendung hypnotherapeutischer Interventionen bei der Bewältigung von Krisensituationen.

KAPITEL 5

Krisenintervention

5.1 Allgemeine Hinweise zum Umgang mit Krisen

Therapeuten, die mit BPS-Patienten arbeiten, werden häufig mit den unterschiedlichsten Krisensituationen konfrontiert. Dies kann von Überforderungserleben in einer emotional aufwühlenden Situation bis hin zu schweren dissoziativen Zuständen oder akuter Suizidalität reichen. Aus hypnotherapeutischer Sicht ist es hilfreich, sich klarzumachen, dass in Krisensituationen eine mehr oder weniger ausgeprägte Spontantrance vorliegen kann, die zu einer erhöhten Suggestibilität führt. Daher eignet sich hypnotherapeutische Kommunikation bei krisenhaften Patienten besonders gut, um sie kommunikativ zu erreichen und den Kontakt dabei so kurz wie möglich zu halten. Zudem können dadurch ungünstige Nocebo-Effekte vermieden werden, für die Patienten in als bedrohlich empfundenen Situationen besonders empfänglich sind (Hansen 2011). Beim Umgang mit Krisen spielen formale Trancen daher nur eine untergeordnete Rolle – im Gegenteil: Hypnosen mit gezielter Induktion können durch die besondere Art der Zuwendung und die Förderung des angenehmen Tranceerlebens das Krisenverhalten und insbesondere dissoziative Zustände ungünstig verstärken! Grundsätzlich gilt beim Umgang mit Krisen ohnehin: So lange wie nötig, so kurz wie möglich, wobei der Zeitrahmen von 10 bis max. 15 Minuten nicht überschritten werden sollte. Dabei ist es wichtig, sich das konkrete Ziel von Kriseninterventionen vor Augen zu halten: Ziel ist es, einen supportiven Kontakt zu gestalten, um das aktuelle Problem zu verstehen und Unterstützung zu signalisieren. Es geht in der Regel nicht darum, das eigentliche Problem in der Situation zu lösen (was meistens auch gar nicht realistisch ist), sondern den Patienten wieder in funktionales Handeln im Hier und Jetzt zu bringen. Dabei ist es hilfreich anzukündigen, wann sich dem eigentlichen Problem ausführlicher gewidmet werden kann, z.B. in der nächsten Einzelsitzung. Gerade in einem stationären Setting können auch geplante Kurzkontakte von 5 bis 10 Minuten abgesprochen werden, um nachfolgende Ad-hoc-Krisenkontakte zu vermeiden. Für einen allgemeinen Überblick mit den wichtigsten Details und Eckpunkten für therapeutische Krisen sei auf die einschlägige psychotherapeutische Fachliteratur verwiesen (ein gut strukturierter Überblick zu diesem Thema findet sich etwa bei Mehl & Losekam 2019).

5.2 Umgang mit dissoziativen Zuständen und hoher Anspannung

Eine hohe Dissoziationsneigung und häufiges Dissoziieren in der Therapie korreliert mit einem negativen Therapieerfolg, weshalb es wichtig ist, diese Zustände schnell zu erkennen und zu beenden (Bohus 2019, S.65). Meist liegt dabei eine sogenannte Teildissoziation vor, in der die Patientinnen nicht vollkommen »abgestellt«, sondern auf der einen oder anderen Wahrnehmungsebene noch zu erreichen sind. Je nachdem, welche Art der Krise vorliegt, sollte der dissoziative Zustand durch entsprechende Anwendung antidissoziativer Techniken wie z.B. Ammoniak, deutliches Ansprechen oder andere angemessene Sinnesreize beendet werden. Dieses Vorgehen kann man im Übrigen gut mit direkten Suggestionen verbinden, da sich die Patientinnen aufgrund ihrer Dissoziation in einer Trance befinden, die eine erhöhte Suggestibilität bedingt. Hier ist – entgegen der normalerweise vorherrschenden empathischen Sprechweise in der modernen Hypnotherapie – tatsächlich eher die Verwendung einer sehr klaren, aktivierenden Stimme im Sinne von deutlichen Aufforderungen hilfreich. Diese sollen suggerieren, dass die Patientinnen beispielsweise bestimmte Bewegungen ausführen können, die sich subjektiv gerade so anfühlen, als könnten sie nicht ausgeführt werden. Dies können also einfache Suggestionen sein wie:

»Sie können aufstehen und sich bewegen!«
»Sie werden merken, dass Sie gut und frei laufen können, Sie können einen Fuß vor den anderen setzen!«
»Sie können Ihre Arme und Beine frei bewegen!«
»Sie können den Kopf bewegen und aus dem Fenster schauen!«
»Sie können frei sprechen und mir etwas mitteilen.«

Es sollte zudem bedacht werden, dass eine erhöhte Suggestibilität die Patientinnen anfällig für die Aufnahme unangemessener Kommunikation macht, die anhaltende Wirkungen etwa in Form von körperlichen Symptomen o. Ä. haben können (Hansen 2010; Mende 2019). Im Folgenden wird ein Fallbeispiel beschrieben, wie bei einer Patientin in einer dissoziativen Krisensituation anti-dissoziative Techniken suggestiv begleitet wurden, um sie aus ihrer gefühlten Unbeweglichkeit herauszuholen.

FALLBEISPIEL: Fr. S.: Mit direktiven Suggestionen aus der Krise

Frau S. (26 J., in der IT-Branche tätig) befindet sich aufgrund einer BPS mit komorbider Depression und hypochondrischen Ängsten in einer teilstationären Behandlung. Zu Beginn der Behandlung gerät die Patientin mehrmals pro Woche in krisenhafte Zustände, die mit dissoziativen Symptomen einhergehen. Im aktuellen Fall werde ich vom Stationsteam dazugeholt, als Frau S. unbeweglich auf einem Stuhl in einem Gruppenraum sitzt und kaum ansprechbar erscheint, nachdem sie eine Nachricht von ihrem Freund erhalten hat. Die Patientin sitzt leicht nach vorn gebeugt, der Blick ist starr, glasig und auf den Fußboden gerichtet, die Haltung wirkt angespannt und verkrampft. Ich spreche die Patientin an und bitte sie, mich einmal anzuschauen, worauf sie nicht reagiert. Ich stelle mich nun ein paar Schritte entfernt vor sie hin, während ich dabei kurz berichte, wo ich mich hinbewege. Dann benutze ich folgende suggestive Formulierungen:

»Frau S., Sie sitzen hier auf einem Stuhl im Gruppenraum und Sie werden merken, dass Sie sich bewegen können … Sie können den Kopf frei bewegen und mich anschauen … Sie schauen mich an, Sie

werden merken, dass Sie den Kopf gut bewegen können … Okay, schauen Sie mich nun einmal an …«

(Die Patientin hebt nun leicht den Kopf und schaut mich einige Augenblicke an.)

»Gut, wie Sie sehen, können Sie mich anschauen … sehr gut … und Sie können nun auch ihren restlichen Körper bewegen … Sie können Ihre Arme bewegen und ausstrecken … Sie merken, wie gut Sie Ihre Arme und Hände bewegen können, genauso wie ich …«

Ich strecke und bewege meine Hände und Arme, gebe dabei weitere entsprechende Suggestionen, auf weitere Aufforderungen reagiert die Patientin und bewegt ebenfalls ein wenig den linken Arm, bald darauf auch den rechten.

»Sehr gut! Frau S., Sie werden nun merken, dass Sie auch gut aufstehen und sich bewegen können … Sie können Ihre Beine ganz frei und leicht bewegen … Sie können einfach aufstehen …«

Auch wenn der Blick weiterhin sehr starr und ausdruckslos bleibt, steht Frau S. nun langsam auf, während ich sie weiter suggestiv dabei begleite. Auf diese Weise gehen wir schließlich einige Schritte durch den Raum. Ich suggeriere nun, dass Frau S. gut aus dem Fenster in die Weite schauen kann und zunehmend Körperspannung aufbaut, während wir auf der Stelle gehen und die Arme nach oben strecken und bewegen. Jedes Reagieren auf die gegebene Suggestion begleite ich verstärkend mit einem entsprechenden kurzen Kommentar. Der Blick ist inzwischen etwas lebendiger geworden und nicht mehr so glasig und starr. Die Patientin kann auf Aufforderung auch den Kopf bewegen und drehen. Damit der Kontakt nicht länger als nötig dauert und die Patientin nun lernt, die Situation weiter allein zu bewältigen, gebe ich ihr die Anweisung, die anti-dissoziativen Techniken (auf der Stelle gehen, die Arme bewegen, in die Weite blicken) eigenständig weiter auszuführen. Nach einigen Minuten hat sich die Patienten ausreichend reguliert, um nun am Mittagessen in der Patientengemeinschaft teilzunehmen. Die Krisenhaftigkeit reduziert sich innerhalb von zwei bis drei Wochen deutlich, und Frau S. kann dabei immer schneller in die Eigenverantwortung geschickt werden. Nach etwa fünf Wochen treten keine dissoziativen Krisen mehr auf.

Diese Art, Suggestionen zu geben, mag uns heute etwas seltsam erscheinen, da diese Formulierungen recht befehlend wirken und wie Trancearbeit aus dem 19. Jahrhundert anmuten. Dadurch verhindert man jedoch, das Krisenverhalten unnötig zu verstärken. Gleichzeitig wird dabei auf wirksame suggestive Elemente zurückgegriffen, die in einer »Krisentrance« gut umgesetzt werden können. Ich persönlich habe mit diesem Vorgehen in dissoziativen Krisen gute Erfahrungen gemacht, da die Kontakte in der Regel sehr kurz gehalten und die Patientinnen – soweit es das Setting zulässt – umgehend in die Eigenverantwortung gebracht werden können. Sollte auf die Suggestionen bei dissoziativ »eingefrorenen« Patientinnen innerhalb von ein bis zwei Minuten keine angemessene Reaktion folgen, ist auf andere Maßnahmen wie etwa Ammoniak oder Riechsalz zurückzugreifen, um den dissoziativen Zustand zu beenden. Sobald die Patientin wieder durch verbale Kommunikation zugänglich ist, können hier dann ebenfalls passende direkte Suggestionen angewendet werden, um das Herstellen der Funktionsfähigkeit mit zu unterstützen.

Bei hohen Anspannungszuständen, in denen keine Dissoziationen vorherrschen, lässt sich die Anwendung von DBT-Skills ebenfalls gut mit suggestiven Kommentaren unterstützen, um auf die Sinneswahrnehmungen zu fokussieren. Dabei kann man sich beim Beschreiben anhand der VAKOG-Ebenen orientieren (s. Kapitel 1.3.1), wie die folgenden Formulierungsbeispiele zeigen:

»Sie können nun die spitzen Stacheln des Igelballs spüren … und das metallische Gefühl … Spüren Sie einmal, ob sich der Ball eher kühl oder warm anfühlt … Und beachten Sie die Farbe, die der Ball hat …«

»Und da Sie nun an dem Parfum riechen, können Sie diesen Geruch ganz intensiv wahrnehmen … Erlauben Sie sich, dass sich dieser Geruch ein wenig ausbreitet … Nehmen Sie den Geruch wahr … Sie können spüren, wie sich der Duft in Ihrer Nase ausbreitet …«

5.3 Einsatz von Negativsuggestionen in Krisensituationen

Der Einsatz von Negativsuggestionen eignet sich hervorragend, um krisenhafte Zustände bei Patienten zu regulieren. Dadurch können aversiv erlebte Wahrnehmungen validiert und gleichzeitig hilfreichere Sicht- und Erlebensweisen für die Patienten eingestreut werden. Das prinzipielle Vorgehen wurde bereits als Ergänzung bei den Validierungsstrategien (Kapitel 3.2.2) und zur Förderung des Commitments (Kapitel 3.2.3) beschrieben.

Durch Negativsuggestionen lassen sich in Krisensituationen Widerstände reduzieren, indem potenziell hilfreiche Suggestionen in einer Verneinungsform so platziert werden, dass sie in der gegenwärtigen Situation für den Patienten grundsätzlich annehmbar sind. Man bewegt sich dabei in einem Spannungsfeld zwischen Pacing und Leading. Im Folgenden wird der Einsatz von Negativsuggestionen anhand mehrerer typischer Krisensituationen für den Praxisalltag erläutert.

5.3.1 Krisen durch Selbstabwertung

Da BPS-Patientinnen häufig Schwierigkeiten haben, hohe Anspannungszustände sowie überschießende Emotionen zu regulieren, sind krisenhafte Zustände häufig mit einer Selbstabwertung verbunden, da sich die Patientinnen oft dafür hassen, überhaupt in diesen Zustand hineingeraten zu sein. Die Kontaktaufnahme ist daher trotz des Kontaktwunsches zur Therapeutin meist sehr schambesetzt, was es den Patientinnen zusätzlich erschwert, Hilfe annehmen zu können. Negativsuggestionen helfen, der Patientin hilfreiche positive Suggestionen mitzugeben und sie in funktionales und selbständiges Handeln zu bringen.

Beispiele (positive Einstreuungen fett markiert):

P.: »Ich kann mich so gar nicht ausstehen! Und weiß auch nicht, was das hier alles bringen soll! Ich sollte die Therapie abbrechen, ich nehme hier sowieso nur einem anderen den Platz weg!«

T.: *»Na ja, wenn man bedenkt, welche Erfahrungen Sie bisher gemacht haben, ist es ja sehr nachvollziehbar, dass sich das gerade alles nicht so anfühlt, als würde die Therapie hier* ***viel Sinn*** *ergeben. Ich kann schon verstehen, dass Sie gerade nicht sehen können, welche* ***Fortschritte Sie schon gemacht haben****, wie viel* ***leichter Sie schon in Kontakt mit anderen Menschen*** *hier gekommen sind und wie* ***fleißig Sie hier mitmachen*** *…«*

P.: »Es ist mal wieder total typisch, ich kriege das einfach nicht hin! Und diese Skills gehen mir echt auf die Nerven, wer will schon die ganze Zeit mit so Zeugs rumlaufen, damit alle sehen, dass man so was nötig hat!?«

T.: *»Ich finde es ehrlich gesagt recht verständlich, dass Sie momentan noch nicht spüren können, wie sehr* ***Sie von den Skills schon profitiert haben*** *und dass es sich nicht* ***gut und richtig anfühlt, die Skills immer dabeizuhaben*** *…«*

P.: »Ich bin einfach so dumm! Ich habe in der Gruppentherapie eben gerade nichts verstanden, und konnte deswegen auch nichts sagen, weswegen mich die Therapeutin auch so blöd angeglotzt hat! Und die anderen haben natürlich alles gewusst und ganz viel gesagt, da war mir mal wieder klar, dass ich einfach zu doof bin!«

T.: *»Hm, wenn Sie mal überlegen, wie oft Ihnen früher genau das immer wieder gesagt worden ist, ist es doch sehr verständlich, dass Sie gerade nicht merken, was* ***Sie so alles drauf haben****. Wie sollen Sie das Bild* ***einer intelligenten Frau*** *von sich haben, wenn Ihnen das bisher nie vermittelt wurde? Da ist es doch klar, dass Sie sich noch nicht als* ***klug*** *erleben oder als einen Menschen, der schon* ***viele Probleme alleine gelöst hat*** *…«*

5.3.2 Krisen bei Essstörungs- und Somatisierungssymptomen

Eine Reihe von Krisensituationen bei BPS-Patienten geht auf Beschwerden zurück, die durch komorbide Symptome wie beispielsweise eine Essstörung oder hohe Somatisierungsneigung ausgelöst werden. Da diese Begleiterscheinungen bei BPS-Patienten recht häufig anzutreffen sind und zu entsprechenden Krisensituationen führen können, werden dazu ebenfalls ein paar Beispiele aufgeführt.

Bei Patienten mit einer Essstörung treten infolge veränderten Essverhaltens häufig Symptome wie Völlegefühl, Übelkeit und Magen-Darm-Beschwerden auf, die zu Krisenkontakten im Stationsalltag führen. Hier verwende ich zur weiteren Therapiemotivation meistens folgende Formulierungen:

»Es ist vollkommen verständlich, dass Sie jetzt gerade noch überhaupt nicht spüren können, wie ***gut es für Ihren Körper ist, mit ausreichend Nahrung versorgt*** *zu werden, um sich bald* ***besser und kräftiger zu fühlen.*** *«*
»Dass Sie im Moment diese starken Bauchbeschwerden haben, zeigt, wie sehr Ihr ***Körper gerade damit beschäftigt ist, Ihnen etwas Gutes*** *zu tun, auch wenn sich das für Sie noch gar nicht so anfühlt.«*
»Es ist auch wirklich gemein, dass Sie jetzt so leiden, obwohl Sie sich gerade erlauben, etwas für ***sich und Ihre Gesundheit*** *zu tun …«*
»Ist doch klar, dass es sich nicht ***gut und richtig nach dem Essen anfühlt****, da Magen und Darm gar nicht mehr gewohnt sind,* ***ausreichend versorgt*** *zu sein. Da kann es sich noch nicht* ***angenehm anfühlen, wenn man eine angemessene Menge gegessen*** *hat.«*
»Auch wenn sich das für Sie noch nicht so anfühlt, sind genau diese Symptome, die Sie gerade haben, ein Zeichen, dass es ***Ihnen bald besser gehen kann, Sie sich wohlerfühlen und mehr Energie*** *haben.«*

Negativsuggestionen sind dabei eine wunderbare Möglichkeit, die Beschwerden der Patienten authentisch anzuerkennen und gleichzeitig nicht in einen Kampf über die Veränderungsprozesse zu geraten. Sie können stattdessen als Reframing für einen Heilungsprozess genutzt werden.

Bei Patienten mit Somatisierungssymptomen kann man ähnlich vorgehen, um die Symptome validierend anzunehmen und gleichzeitig positive Einstreuungen zu nutzen. Dabei ist es wichtig, die geschilderten Beschwerden nicht zu bagatellisieren, sondern als echtes Erleben anzuerkennen, um gleichzeitig den Kontext, in dem sie auftreten, zu benennen. Auf diese Weise lässt sich das Krankheitsverständnis fördern und das zusätzliche Erheben unnötiger Untersuchungen vermeiden, was gerade beim Auftauchen von Bagatellbefunden oft zu weiteren Schwierigkeiten führt. Dies ist insbesondere bei Patienten wichtig, die immer wieder auf eine weiterführende organische Abklärung pochen. Dabei helfen beispielsweise folgende Formulierungen:

»Ihre Beschwerden klingen wirklich sehr lästig und hartnäckig und mir wird gerade sehr deutlich, wie sehr Sie davon eingeschränkt sind. Ich kann mir vorstellen, dass es nicht ganz leicht ist, anzunehmen, dass diese Beschwerden tatsächlich **keine körperliche Ursache** *haben …«*
»Vielleicht können Sie sich gerade noch gar nicht vorstellen, dass sich hinter diesem Leid noch **etwas anderes verbergen** könnte *und dass es etwas* **mit Ihrer seelischen Befindlichkeit zu tun** *hat …«*
»Auch wenn es Ihnen jetzt nicht so **leichtfällt**, *das zu glauben, so gibt es keinerlei Anhaltspunkte, dass diese körperlichen Beschwerden auf ein organisches Problem zurückzuführen sind … und ich kann mir vorstellen, dass Sie gerade nicht spüren können, dass es dafür* **noch andere Ursachen** *gibt … Ursachen, die zum Beispiel mit dem* **Erleben von Emotionen** *zu tun haben können …«*

5.4 Arbeiten mit Spontantrancen in Krisensituationen

Wie bereits zu Beginn des Kapitels erläutert, sind Hypnosen, die eine formale Induktion erfordern, in Krisensituationen als kontraindiziert anzusehen, da sich die besondere Art der Beziehungsgestaltung verstärkend auf das Krisenverhalten auswirken kann. Grundsätzlich kann man sich das Auftreten von Spontantrancen jedoch auch für die zielführende Gestaltung einer Krisenintervention zunutze machen. Dazu wird hier das folgende Beispiel dargestellt, welches sich an das Fallbeispiel von Frau K. in Kapitel 4.5.1 anschließt:

FALLBEISPIEL Fr. K.: Das innere Radio leiser drehen

Fr. K. hat in einer Hypnosesitzung ihr inneres Introjekt in Form eines früheren Therapeuten, der ihr die Anwendung von Skills verboten hat, bekämpft. Nach der Sitzung ist die Patientin entlastet und stabil aus der Sitzung gegangen (s. S. 113 f.). Etwa eine Stunde nach dieser Sitzung meldet sich Frau K. in starker Anspannung bei einer Co-Therapeutin auf der Station, die mich dazuholt. Frau K. berichtet, dass sie den Therapeuten zwar nicht mehr sehen kann, dass dessen Stimme jedoch wieder aufgetaucht sei, sie nun große Angst habe und nicht wisse, was sie dagegen tun könne. Die Patientin hat einen glasigen Blick, das Sprechen fällt ihr sichtlich schwer. Ich verstärke Frau K. zunächst, sich in dieser Situation gemeldet zu haben, da die Patientin in der Vergangenheit emotionale Krisen oft versucht hatte, allein zu lösen, und es dadurch immer wieder zu selbstverletzenden Verhaltensweisen gekommen war. Ich arbeite dann mit suggestiven Elementen weiter:

»Wissen Sie, ich kann mir gut vorstellen, dass Ihr innerer Therapeut noch nicht ganz verschwunden ist, denn der hat Ihnen ja wirklich schon eine ganze Weile zugesetzt. Es ist gut, dass ich nun für Sie da sein kann … Und nun dürfen Sie sich erlauben, diese Stimme ganz einfach wie bei einem Radio leiser zu stellen … Sie haben da einen Knopf, den Sie bedienen können … Und auf den hat niemand Zugriff, außer Sie selbst … Sie allein können die Lautstärke damit bestimmen … Können Sie diesen Knopf sehen?«

(Die Patientin nickt.)

»Das ist sehr gut! Dann drehen Sie nun daran, und Sie werden merken, wie die Stimme immer leiser und leiser wird … Sie können sie immer leiser drehen … und schließlich auch abschalten, wenn Sie das möchten …«

Nach einer Weile erkundige ich mich, wie es um die innere Stimme bestellt ist, und die Patientin berichtet, dass sie nun nicht mehr zu hören ist. Ich gebe daraufhin einige posthypnotische Suggestionen für den Fall, dass die Stimme wieder auftauchen sollte: Die Patientin darf sich sicher fühlen, die Stimme jederzeit über den Knopf ausschalten zu können. Anschließend hole ich Frau K. ins Hier und Jetzt zurück, wie bei der Ausleitung nach einer formalen Trance. Danach machen wir gemeinsam noch ein paar Gleichgewichtsübungen und skillen mit einem Igelball, sodass Frau K. nach wenigen Minuten ausreichend stabilisiert aus dem Kontakt entlassen werden kann. Das innere Therapeuten-Introjekt ist damit endgültig »besiegt« und taucht auch in den folgenden Wochen der stationären Behandlung nicht wieder auf.

Dieses Beispiel zeigt, wie man die gute Trancefähigkeit von BPS-Patientinnen in Krisen, bei denen ein dissoziativer Zustand vorliegt, nutzen kann, um auf bestehende Ressourcen zurückzugreifen. Ich bin immer wieder erstaunt, wie gut BPS-Patientinnen mit entsprechender Begleitung imaginative Ressourcen utilisieren können. Man sollte daher auch die Ressourcen von sehr instabilen BPS-Patientinnen nicht unterschätzen und sie bei jeder Gelegenheit trainieren. Frau K. im oben genannten Beispiel gelang es, sich durch die Bewältigung ihres Introjekts als zunehmend selbstwirksam zu erleben, und berichtete in der darauffolgenden Einzelsitzung, wie gut es sich angefühlt habe, das Gefühl von Kontrolle zu erleben.

KAPITEL 6

Suizidalität

Jeder Therapeut, der über eine längere Zeit mit BPS-Patienten arbeitet, wird ziemlich sicher irgendwann auch einmal mit suizidalen Zuständen seiner Patienten konfrontiert. Auch wenn man zur Bewältigung und Behandlung von Suizidalität nicht gleich als Erstes an den Einsatz von Hypnose denkt, kann sie hier gute Dienste leisten. Inzwischen finden sich in der deutschsprachigen Literatur diesbezüglich erprobte Strategien bei Wilhelm-Gößling et al. (2020) und Dorrmann (2013, 2020). In diesem Kapitel wird dargestellt, wie sich Strategien der Hypnotherapie in unterschiedlichen Situationen zielführend einsetzen lassen, um mit der Suizidalität von Patienten umzugehen, die von latenten Suizidgedanken bis hin zur akuten Suizidalität mit einer notwendigen psychiatrischen Zwangseinweisung reicht. Dabei wird nur am Rande auf allgemeine Aspekte von Suizidalität eingegangen, etwa wie das individuelle Suizidalitätsrisiko fachgerecht abzuklären ist und welche Entstehungsfaktoren eine Rolle spielen. Für umfassende Kenntnisse und weitere therapeutische Strategien zu diesem wichtigen Thema wird daher auf allgemeine Lehrbücher der Psychiatrie und Psychotherapie verwiesen.

6.1 Umgang mit latenter Suizidalität ohne Handlungsabsichten

Viele BPS-Patienten leiden unter latenten Suizidgedanken, die sich immer wieder aufdrängen und ohne konkrete Handlungsabsichten auftreten. Im Rahmen der Erhebung der Diary Card in der DBT erfolgt das Monitoring daher regelmäßig, damit der Therapeut frühzeitig intervenieren kann. Gedanken an einen potentiellen Suizid werden dabei häufig als einzig möglich erscheinender Ausweg aus dem bestehenden Hoffnungslosigkeitserleben gesehen. Auch die starken Belastungen durch hohe Anspannungszustände und aversives emotionales Erleben können zum Auftreten von Suizidgedanken führen. Auf diese Weise haben Suizidgedanken eine entlastende Wirkung. Es ist daher wichtig abzufragen, welche Handlungsabsichten und Suizidpläne bestehen und ob ggf. bereits Vorbereitungen getroffen wurden (z. B. eine Waffe besorgen oder Medikamente horten). Meistens steht jedoch nicht unbedingt der konkrete Wunsch im Raum, sterben zu wollen, sondern die Sehnsucht nach einer Beendigung des als unerträglich wahrgenommenen Zustandes. Es besteht also das Verlangen nach Ruhe, Erlösung, einer Pause etc., was mit den Patienten sorgfältig exploriert werden muss. Daran anknüpfend können Alternativen herausgearbeitet werden, um aufzuzeigen, wie sich diese Ziele auch auf anderem Wege erreichen lassen. Aus hypnotherapeutischer Sicht ist es daher hilfreich, durch positive Einstreuungen zu benennen, was dem Patienten gerade fehlt, um damit gleichzeitig einen Schritt zu einer möglichen Veränderung aufzuzeigen. Es ist daher wichtig, sich genau beschreiben zu lassen, was der Patient mit seinen Suizidideen verbindet. Diese können entsprechend aufgegriffen und aus Sicht des Therapeuten noch einmal validierend zusammengefasst werden. Dabei können Suizidabsichten als Wunsch nach einer konkreten Ressource (z. B. Ruhe und Entspannung) gedeutet werden.

Beispielformulierungen mit positiven Einstreuungen (fett markiert; zit. und mod. nach Dorrmann 2013):

»Wenn ich mir so anhöre, was Sie sagen, habe ich das Gefühl, dass Ihnen die ***Lust am Leben*** *abhandengekommen ist.«*
»Wie mir scheint, haben Sie keine ***Freude am Leben****.«*
»Mein Eindruck ist, dass Sie ein großes ***Bedürfnis nach Ruhe und Frieden*** *haben und dass Ihnen ein solch* ***angenehmer Zustand*** *gerade unerreichbar erscheint.«*

Die Suizidabsichten können auch im Rahmen eines Reframings benannt werden:

»Kann es sein, dass Sie ganz einfach mal einen ***Platz ganz für sich allein*** *haben wollen und gerade gar keine Vorstellung haben, wie das* ***im Hier und Jetzt möglich*** *sein könnte?«*
»Wenn Sie sich entschieden haben, sich umzubringen, haben Sie ein ***großes Maß an Freiheit*** *erreicht, Sie können Ihrem Freund dann mal so richtig die Meinung sagen!«*

Auf diese Weise lassen sich aus den Suizidgedanken Motive ableiten, die im therapeutischen Setting weiter eruiert werden können, um nach Lösungsmöglichkeiten zu suchen. Von was genau wünscht sich der Patient eine Pause oder Auszeit? Und wie ließe sich das genau umsetzen? An diesem Punkt kann man bei Patienten, die nicht suizidal eingeengt und ausreichend distanziert sind, auch eine formale Hypnose durchführen, in der sie einmal den angestrebten und angenehmen Zustand im Körper spüren. Gerade der Wunsch nach Ruhe kann in einer geleiteten Entspannungshypnose erlebbar gemacht werden und aufgrund des ressourcenorientierten Vorgehens auf der Suche nach einer Lösung behilflich sein. Dabei ist es ratsam, wenn der Patient ein Gefühl oder einen Zustand so genau wie möglich benennt, damit deutlich wird, was er benötigt, um seine Lage zu bessern. Dieses angestrebte Gefühl kann man in der Hypnose wieder erleben lassen und ggf. zur weiteren Arbeit eine Audioaufnahme erstellen, die sich der Patient regelmäßig anhören soll. Selbstverständlich ist dabei engmaschig zu eruieren, ob der gesprochene Text seine gewünschte Wirkung erzielt.

Patienten, denen es schwerfällt, eigene Ressourcen oder angenehme Erlebnisse zu benennen, kann man auf ganz offensichtliche Ressourcen hinweisen, die utilisiert werden können (angelehnt an Dorrmann 2013):

»Was hat Ihnen denn bisher geholfen, am Leben zu bleiben?«
Botschaft: Es hat schon einmal etwas **geholfen.**

»Wie haben Sie diese schwierigen Situationen immer wieder bewältigen können?«
Botschaft: Es gab bereits **Bewältigungsstrategien.**

»Was hat Ihr Leben bisher sinnvoll gemacht?«
Botschaft: Es gab **sinnvolle Dinge** im Leben.

Kommen Patienten bei der Eruierung offensichtlicher Ressourcen selber auf keinerlei Ideen, sollte noch einmal die genaue Distanzierung zur Suizidalität geprüft werden, da sich meiner Erfahrung nach auch sehr belastete Patienten an angenehme Lebensereignisse erinnern oder Dinge benennen können, die sich als Ressourcen für die weitere therapeutische Arbeit nutzen lassen. Es kann daher für eine zunehmend suizidale Einengung sprechen, wenn im Rahmen der Suizidabklärung praktisch gar keine Ressourcen mehr eruierbar sind.

Auch die Arbeit mit Ego-States lässt sich beim Auftreten von Suizidgedanken einsetzen (Trautmann 2017, S. 147 ff.). Dabei wird Kontakt mit dem Ego-State aufgenommen, der suizidale Absichten hegt. Häufig handelt es sich dabei um einen traumatisierten Anteil oder ein Täterintrojekt. Auf diese Weise lässt sich ggf. herausarbeiten, dass sich nicht der ganze Patient suizidieren möchte, sondern lediglich ein Teil von ihm, sodass sich Gedanken wie »*Ich* möchte mich umbringen« etwas differenzierter beschreiben lassen. Dies kann erreicht werden, indem der suizidale Ego-State in Kontakt mit anderen reiferen und funktionaleren Ego-States tritt.

Bei Patienten, bei denen manipulative Verhaltensweisen in suizidalen Krisen ohne akute Gefährdung vorliegen, sollte man Trancetechniken nur mit Vorsicht anwenden, da sich dies verstärkend auf krisenhaftes Verhalten auswirken kann. In solchen Fällen ist es sinnvoller, das dysfunktionale Verhalten auf der Beziehungsebene direkt zu adressieren, um ungünstige Teufelskreise in der Beziehungsgestaltung zu vermeiden.

6.2 Hypnotherapeutische Kommunikation bei akuter Suizidalität

Bei einer akuten suizidalen Krise handelt es sich immer um einen Notfall, der sofortiges Eingreifen und klare Handlungsabläufe erfordert. Wichtig ist es, neben der körperlichen Gefährdungslage zu eruieren, ob die Patientin durch Kontakt zum therapeutischen Personal noch in irgendeiner Form kommunikativ erreichbar ist oder nicht. Patientinnen, die kognitiv stark eingeengt sind, befinden sich dabei in einer Art Trancezustand, der in dieser Situation eine erhöhte Suggestibilität mit sich bringt. Danach kann sich auch der Einsatz von hypnotherapeutischer Kommunikation richten, insbesondere auch um unangemessene Formulierungen und Nocebo-Effekte zu vermeiden, die in solchen Fällen zu Traumatisierungen führen können.

6.2.1 Akute Suizidalität, in der die Patientin noch zugänglich ist

Bei Patientinnen, die akut suizidal sind, sich therapeutisch noch erreichen lassen und bereit sind, Hilfe anzunehmen, kann Trancesprache gezielt eingesetzt werden, um die akute Krise zu bewältigen. Da in diesen Situationen aufgrund der Einengung ohnehin von dem Vorliegen einer Spontantrance auszugehen ist, erübrigt sich eine formale Induktion, die ohnehin in einer solchen Situation nicht angemessen ist. Dabei können die gleichen Suggestionen und das unter 6.1 beschriebene Vorgehen genutzt werden, um aktuell vorhandene Ressourcen zu eruieren, mit denen die Patientin ausreichend distanziert und stabilisiert werden kann. Dabei lässt sich gerade am Anfang eines Kontaktes, in dem es um Todesideen geht, das Yes-Set gut integrieren, um eine innere Ja-Haltung zu fördern (s. Kapitel 3.1.1). Eine einfache Abfolge leichter Fragen, von denen die Therapeutin annehmen kann, dass die Patientin sie innerlich mit »Ja« beantworten wird, wirkt beziehungsfördernd und gibt bereits einen guten Anhaltspunkt, wie gut die Patientin in Kontakt gehen kann. Dies können Fragen sein wie: »Ich sehe, dass es Ihnen gerade nicht gut geht.« –

»Möchten Sie sich setzen?« – »Es ist gut, wenn wir uns jetzt ein bisschen Zeit nehmen, um miteinander zu sprechen.« etc.

Grundsätzlich ist es auch möglich, die Patientin im geschützten Rahmen einmal die Konsequenzen ihres geplanten Handelns aufzuzeigen, indem Aversion erzeugt und die potentielle Sinnlosigkeit des Vorhabens erlebbar gemacht wird. Dieses Vorgehen wird bei Dorrmann (2020, S. 184 ff.) beschrieben, setzt jedoch ein hohes Maß an tragfähiger therapeutischer Beziehung voraus und sollte meines Erachtens nur bei Patientinnen angewendet werden, die noch ziemlich sicher in der Lage sind, sich weiter zu stabilisieren, da ansonsten eine Abwärtsspirale mit sehr unangenehmer Therapieerfahrung droht. Es geht dabei darum, die Patientin auf allen Sinnesebenen erleben zu lassen, wie sich die Suizidhandlung und der Sterbeprozess anfühlen. Dabei werden entsprechende Fragen gestellt, die die Patientin in das innere Erleben bringen (zit. und mod. nach Dorrmann 2020):

»Wie fühlt es sich nun an, den Strick um den Hals zu legen? Und welchen Stuhl stellen Sie unter den Dachbalken?«
»Wie fühlt es sich an, da sich die Schlinge nun immer weiter zuzieht? Was spüren Sie am Hals? Wie fühlt sich der Brustkorb an?«
»Wie schmeckt die giftige Flüssigkeit, die Sie jetzt trinken und welche Farbe hat sie?«
»Sie legen sich nun auf Ihr Bett, nach welcher Zeit fängt das Gift an zu wirken? Was spüren Sie als Erstes?«
»Welches Organ ist als Erstes betroffen, und wie merken Sie das?«
»Was sind die Zeichen des Todes?«
»Wann werden Sie gefunden und von wem? Wer wird Ihren Partner informieren? Und wie erfahren andere Angehörige davon?«
»Wie wird die Beerdigung ablaufen? Wo werden Sie begraben und wie wird wohl Ihr Grabstein aussehen?«
»Was glauben Sie, wie werden sich Ihre Freunde und Bekannte von Ihnen verabschieden?«
»Welche Menschen werden weinen, wenn Sie erfahren, dass Sie gestorben sind, und welche nicht?«
»Wer schreibt die Todesanzeige und was steht da drauf?«

»Was wird in 10 Jahren mit Ihren Angehörigen und Freunden sein? Wer wird sich noch an Sie erinnern?«

Es ist bei einem solchen Vorgehen damit zu rechnen, dass die Patientinnen in starke Emotionen geraten, sich der Vorstellung entziehen wollen oder patzig reagieren. Diese Reaktionen zeigen grundsätzlich an, dass noch eine emotionale Betroffenheit vorliegt, die eine Distanzierung der Suizidabsicht bewirken kann (Dorrmann 2020). Dies ist auch das Ziel dieser – aus moderner hypnotherapeutischer Sicht – eher unkonventionellen Methode, nämlich eine derartige Aversion zu erzeugen, die die Patientinnen »aufwachen« lässt. Kommt es zu keiner nennenswerten emotionalen Betroffenheit und ist die Patientin nicht ausreichend für den Behandler im Kontakt spürbar, muss ggf. von einer nicht ausreichenden Distanzierung ausgegangen werden, die weiter abzuklären ist, um entsprechende Maßnahmen einer akutpsychiatrischen Behandlung einzuleiten.

6.2.2 Akute Suizidalität, in der der Patient nicht mehr zugänglich ist

Kann keine ausreichende Distanzierung gegenüber suizidalen Handlungsabsichten hergestellt werden, ist der Patient aufgrund akuter Eigengefährdung auf einer geschützten psychiatrischen Station weiterzubehandeln. Dies erfolgt im optimalen Fall mit der Einwilligung des Patienten. Liegt keine Einwilligung bei akuter Eigengefährdung vor, muss eine Behandlung nach der jeweils regional geltenden Gesetzeslage richterlich genehmigt werden, wobei im Extremfall auch Zwangsmaßnahmen wie eine Fixierung oder Medikation gegen den Willen des Patienten zu dessen Schutz angewendet werden dürfen. Solche Maßnahmen sind für alle Beteiligten belastend und bergen allerlei Risiken, im physischen wie im psychischen. Auch hier lassen sich hypnotherapeutische Sprachmuster einsetzen, um unnötige Nocebo-Effekte der möglichen drastischen Maßnahmen abzumildern und das Risiko von Retraumatisierungserleben zu reduzieren. Dabei kann man gut mit passenden Metaphern arbeiten, um beispielsweise zu einem Reframing der schwierigen Situation zu kommen. Einem Patienten, der sich noch nicht zu einer Einwilligung für eine Behandlung auf einer geschützten Station durchringen kann, kann man folgende Metaphern anbieten:

»Wenn Sie jetzt hierbleiben, dann ist das ungefähr so, als würde man ein Schiff auf hoher See, welches einen Schaden erlitten hat, reparieren wollen. Dann ist es auch sinnvoller, einen Hafen anzulaufen, als zu versuchen, es mitten im Sturm wieder flott machen zu wollen« (zit. nach Dorrmann 2013).

»Es gibt Situationen, in denen man selbst nicht mehr die beste Entscheidung für sich treffen kann. Das ist so, als hätte man Scheuklappen auf, durch die viele Dinge im Verborgenen bleiben und nicht sichtbar sind, obwohl sie noch da sind. Und ich habe das Gefühl, dass das jetzt gerade so ein Fall ist, wo der Blick durch Scheuklappen sehr eingeengt ist. Und da ist es meine Aufgabe als Arzt/Therapeut, dafür zu sorgen, dass diese Scheuklappen keinen Schaden anrichten, der sich nicht wieder reparieren lässt …«

Patienten, die selbst in die akutpsychiatrische Behandlung einwilligen, sollten für diese hilfreiche Entscheidung mit positiven Einstreuungen verstärkt werden. Dabei lassen sich folgende Formulierungen verwenden:

»Es ist gut, dass Sie sich entscheiden, sich in einen geschützten Bereich zu begeben, wo wir gut auf Sie aufpassen können …«

»Sie treffen eine kluge Entscheidung und erlauben uns, dass wir Ihnen nun besser helfen können, damit Sie sich bald wieder etwas wohlerfühlen können.«

Patienten, die einer akutpsychiatrischen Behandlung trotz bestehender Notwendigkeit nicht zustimmen, müssen ggf. Zwangsmaßnahmen über sich ergehen lassen, die zu traumatisierendem Erleben führen können, und die Opferrolle, in der sich manche Patienten sehen, dadurch weiter verstärken. Ein solches Setting ist mit erheblichem Nocebo-Potential versehen, auch da leider nicht selten unangemessene und abwertende Kommentare von behördlichem oder medizinischem Personal erfolgen. Diese sollten tunlichst unterlassen werden, insbesondere da sich ein Patient bei einer Zwangseinweisung in einem besonders suggestiblen Zustand befindet und solche Anmerkungen erhebliche Nachwirkungen mit sich bringen können. Es ist eine nichtwertende, angemessen empathische Haltung angebracht, die gleichzeitig keinen verstärkenden Charakter mit sich bringen sollte – also keine ganz leichte Aufgabe, insbesondere in einer meist sehr angespannten, für alle Beteiligten stressigen Situation. Auch hier können angemessene Metaphern gute Dienste leisten, um die Situation für den Patienten, der über keine ausreichende Handlungskompetenz mehr verfügt, nicht unnötig zu erschweren:

»Auch wenn sich das gerade nicht so für Sie anfühlt, so werden wir durch diese Maßnahmen Ihr Leben schützen und Ihnen helfen. Mir ist klar, dass Sie das gerade anders sehen, aber ich möchte ein guter und fürsorglicher Therapeut für Sie sein und damit ist nun verbunden, Sie auf einer geschützten Station weiterzubehandeln. Das alles geschieht aus Sorge um Sie, auch wenn Sie das gerade anders erleben …«

Dazu ein konkretes Fallbeispiel:

FALLBEISPIEL Frau D.: Akute Suizidalität mit Einweisung nach dem Unterbringungsgesetz

Frau D. (23 J.) befindet sich aufgrund einer BPS mit komorbider Depression und Bulimie in vollstationärer psychosomatischer Behandlung. Nach etwa drei Wochen äußert die Patientin latente Suizidideen mit der Vorstellung, sich den Bauch aufschneiden zu wollen, um das ganze Fett zu entfernen. Die Patientin wird kurz darauf bei selbstverletztenden Verhaltensweisen am Bauch auffällig. Im Gespräch wird deutlich, dass die Patientin sich nicht mehr von akuten Suizidhandlungen distanzieren kann. Nach intensiver Abklärung durch einen Facharzt für Psychiatrie steht fest, dass die Weiterbehandlung auf einer geschützten psychiatrischen Station erfolgen muss. Dabei kommen folgende suggestive Formulierungen zum Einsatz:

»Wir sind für Sie da und tun jetzt das, was notwendig ist, um Sie und Ihr Leben zu schützen. Und auch, wenn Sie das im Moment

nicht nachvollziehen können, so erleben Sie gerade, dass sich jemand um Sie kümmert und sich für Sie und Ihr Leben einsetzt.«

Die Patientin stimmt der Einweisung in die Psychiatrie jedoch trotz weiterer ausführlicher Darlegung der aktuellen Umstände und Konsequenzen nicht zu. Es wird daher ein Unterbringungsbeschluss nach der lokalen geltenden Gesetzeslage erwirkt. Zwei Polizeibeamte kommen in die psychosomatische Klinik, um die Patientin beim Krankentransport in die nächstgelegene Psychiatrie zu begleiten. Die Patientin kann sich nicht darauf einlassen, sich selbst auf die Liege zu legen, sodass die Polizisten sie schließlich greifen und auf der Liege festschnallen müssen. Auch hier kommen begleitende Formulierungen in Trancesprache zum Einsatz, auch wenn die Patientin im Moment in keiner Weise zugänglich erscheint. Sehr wahrscheinlich befindet sie sich in einem sehr suggestiblen Zustand und in einer aus der Biografie bekannten Opferrolle:

»Das fühlt sich jetzt sicher nicht angenehm an, gerade auch, weil Sie das Gefühl ganz gut kennen, keine Kontrolle mehr über Dinge zu haben. Und gleichzeitig tun wir all das ganz in Ihrem Sinne. Wir übernehmen Verantwortung für Sie, da uns Ihr Wohlsein am Herzen liegt. Sie dürfen die Verantwortung nun in unsere Hände abgeben und brauchen gerade keine Entscheidung zu treffen.«

Auf diese Weise wird ein Reframing der für die Patientin potentiell (re-)traumatisierenden, aber gleichzeitig unvermeidbaren Erfahrung angestrebt.

6.3 Präventionsmaßnahmen

Mit Patientinnen, die durch Suizidgedanken belastet sind, werden zu Beginn einer psychotherapeutischen Behandlung oft sogenannte »Anti-Suizid-Verträge« geschlossen, in denen sich die Patientin verpflichtet, sich während der laufenden Behandlung nicht das Leben zu nehmen. Diese Verträge sind ausschließlich moralisch und emotional wirksam und haben keinerlei juristische Relevanz. Bereits hier kann im Sinne eines Reframings der Begriff des »Anti-Suizid-Vertrags« durch einen »Garantieschein für mein Leben« (Dorrmann 2013) oder einen »Lebensvertrag« ersetzt werden.

Auch bei mündlichen Vereinbarungen, die in einer Therapiesitzung getroffen werden, ist es hilfreich, positive Sprachmuster zu verwenden, die den Fokus auf das Leben lenken und nicht darauf, »sich nicht umzubringen«. Einige Beispiele seien hier genannt (in Anlehnung an Dorrmann 2013):

Negative Formulierung	Positive Formulierung
»Ich werde mir nichts antun.« *»Ich werde mich nicht umbringen.«*	*»Ich werde bis zur nächsten Sitzung am Leben bleiben.«*
»Ich möchte mir keine Sorgen um mich machen«	*»Ich kann mich sicher fühlen.«*
»Mein Tod beendet zwar meine Probleme, löst sie aber nicht.«	*»Probleme können gelöst werden.«*
»Ich will meinen Therapeuten nicht enttäuschen.«	*»Ich darf Vertrauen in die Therapie und zu meinem Therapeuten haben.«*

Die Verwendung all der beschriebenen hypnotherapeutischen Sprachmuster, die in den meisten Fällen angenehme Assoziationen wecken und »harte« Formulierungen vermeiden, soll nicht darüber hinwegtäuschen, dass es Situationen gibt, in denen sehr deutliche Worte zum Thema Suizid angebracht sind. Gerade bei Patientinnen, die über Suizidideen berichten, um die Beziehung zu ihrer Therapeutin zu testen, kann es hilfreich sein, die Worte »Tod«, »Suizid« und »Sterben« sowie Vorstellungen über den Sterbeprozess sehr direktiv zu benennen, um die Tragweite einer Entscheidung zum Suizid deutlich zu machen (s. Kapitel 6.2.1). Letzten Endes gehört gerade beim Umgang mit latent und ambivalent suizidalen Patientinnen auch eine gehörige Portion Erfahrung und Intuition dazu, um kritische Situationen rechtzeitig zu erkennen. Weniger erfahrene Therapeutinnen sollten sich daher immer rechtzeitig Unterstützung von erfahrenen Kolleginnen einholen.

6.4 Selbstfürsorge für Therapeuten im Falle eines Suizids ihrer Patienten

Der Suizid eines Patienten, den man selbst behandelt hat, ist wohl für die meisten Psychotherapeuten das Worst-Case-Szenario ihrer beruflichen Arbeit schlechthin. Schätzungen gehen davon aus, dass mehr als ein Viertel von ihnen während der beruflichen Laufbahn Patienten durch Suizide verlieren (Sonnenmoser 2011). Bei Patienten mit einer BPS wird die Suizidrate in der Literatur mit 3 bis 10 % angegeben (Paris 2019). Obwohl das Damoklesschwert Suizid über allen Psychotherapeutenköpfen schwebt, erfährt diese Thematik in der Ausbildung häufig wenig Aufmerksamkeit. Für Ärzte und Therapeuten, die in der somatischen Medizin tätig sind, ist das Sterben ihrer Patienten – je nach Fachgebiet – mehr oder weniger ein häufiger Begleiter. Im Vergleich zu internistischen und chirurgischen Patienten, die im Krankenhaus behandelt werden, sterben Patienten, die sich in eine Psychotherapie begeben, bekanntermaßen sehr viel seltener. Gleichzeitig kann der Tod durch Suizid eines Patienten genauso die Folge einer Erkrankung sein, wie der Tod eines Patienten durch einen Tumor. Insofern ist es wichtig, sich möglichst früh mit dem Thema Patiententod auseinanderzusetzen, da Suizide von Patienten häufig viele Zweifel aufwerfen, bis hin zur Infragestellung der Berufswahl: Welche Schuld trage ich am Tod eines Patienten, der sich suizidiert hat? Habe ich etwas übersehen oder falsch eingeschätzt? Kann ich jetzt überhaupt noch weiter als Psychotherapeut arbeiten? Dieses Thema kann hier nicht umfassend erschlossen werden, es sollen jedoch einige Gedanken und Fragen vorgestellt werden, mit denen sich betroffene Therapeuten im Falle eines Suizids ihrer Patienten auseinandersetzen können. Dazu lassen sich gut suggestive Elemente einsetzen, um in einen inneren Dialog mit sich selbst zu treten. Neben der inneren Auseinandersetzung, die bei einem solchen Thema zwangsläufig zu erfolgen hat, ist der Austausch mit guten Freunden und Kollegen natürlich ebenso wichtig.

Verantwortung beim Patienten lassen

Grundsätzlich ist es wichtig, sich nach dem Suizid eines Patienten kritisch zu fragen, ob etwas Wichtiges übersehen worden ist. Im Sinne einer guten Fehlerkultur müssen solche Fragen an sich selbst oder auch an Kolleginnen gestattet sein, wobei es nicht darum geht, jemandem Vorwürfe zu machen, sondern ggf. aus Fehlern lernen zu können. In den allerwenigsten Fällen werden grobe Fahrlässigkeit oder gar absichtlich unangebrachte Interventionen den Suizid eines Patienten herbeigeführt haben, die juristische Relevanz haben und entsprechende Konsequenzen nach sich ziehen können. Sofern dies ausgeschlossen werden kann, ist es wichtig, die Verantwortung für die Entscheidung zum Suizid beim Patienten zu lassen. Dabei können folgende Gedanken nützlich sein:

»Suizid ist nicht strafbar und keine verbotene Handlung.«
»Der Patient hat die Entscheidung, sich das Leben zu nehmen, so für sich getroffen, auch wenn ich ihm etwas anderes gewünscht habe.«
»Aus irgendeinem Grund konnte der Patient sich mir mit seinem Leid und seiner Verzweiflung nicht mehr anvertrauen. Gleichzeitig trägt er für sein Handeln selbst die Verantwortung.«

Respekt für die Entscheidung des Patienten aufbringen

So fürchterlich die Entscheidung für einen Suizid auch anmuten mag, so kann dieser Entscheidung auch Respekt entgegengebracht werden. Mit folgenden Fragen und Gedanken kann man sich mit diesem Thema auseinandersetzen:

»Was kann mir bei all dem, was ich über meinen Patienten weiß, helfen, seine Entscheidung nachzuvollziehen?«
»Kann ich mir anmaßen, das Leid beurteilen zu wollen, welches für den Patienten scheinbar unaushaltbar war?«
»Was hilft mir, der Entscheidung meines Patienten Respekt entgegenzubringen?«
»In welchen Situationen würde ich vielleicht selbst darüber nachdenken, mir das Leben zu nehmen?«
»Die Gefühle von Verzweiflung und Hoffnungslosigkeit müssen ein so

großes Ausmaß angenommen haben, dass ihm aus seiner Sicht keine andere Wahl blieb.«

Umgang mit Schuld oder Ärger

Nicht selten treten nach dem anfänglichen Schock und einer initialen inneren Leere unterschiedliche Emotionen auf. Häufig tritt dabei ein Schuldgefühl auf, selbst wenn es keine objektivierbaren Gründe dafür gibt. Hier ist es wichtig, sich mit Fragen zu der eigenen Rolle als Therapeut auseinanderzusetzen:

»Gibt es etwas, was mich anfällig dafür macht, solch starke Schuldgefühle zu haben? Gibt es Aspekte, in denen ich mich schuldig fühlen darf?«
»Habe ich Gedanken oder Emotionen, aufgrund derer ich mich schuldig fühle, z. B. Erleichterung oder starke Wut?
»Überschätze ich mich in meiner Rolle als Therapeut und hinsichtlich meiner Wirkung, die ich auf andere haben möchte?«
»Gibt es etwas, das ich mir verzeihen sollte, um mit dem Schuldgefühl besser umgehen zu können?«
»Ist es vielleicht normal, diese Schuldgefühle zu haben, und sind sie ein Ausdruck meines Verantwortungsgefühls für meine Patienten?«

Manche Therapeuten, die Patienten durch Suizide verloren haben, werden früher oder später ärgerlich auf ihre Patienten. Auch hier kann man in einen inneren oder äußeren Dialog treten:

»Welche guten Gründe gibt es, auf meinen Patienten ärgerlich zu sein?«
»Was brauche ich, um mir angemessenen Ärger erlauben zu dürfen?«

Trauer und Trost zulassen

Therapeuten, die durch einen Patientensuizid belastet sind, durchlaufen in der Regel die entsprechenden Phasen, wie sie für Trauerprozesse typisch sind. Übungen zum Loslassen sowie Abschiedsrituale oder auch Stuhldialoge mit dem verstorbenen Patienten bieten vielfältige Möglichkeiten, für sich einen persönlichen und stimmigen Weg nach dem Tod eines Patienten zu finden. Sich dafür rechtzeitig professionelle supervisorische oder therapeutische Unterstützung einzuholen, wenn man mit eigenen Strategien oder durch entlastende Gespräche mit Freunden und Kollegen nicht ausreichend weiterkommt, ist für Psychotherapeuten oft eine Herausforderung. Dies kann jedoch unerlässlich sein, um die Hoffnung und Zuversicht nicht zu verlieren, die jeder Therapeut für die Behandlung seiner Patienten benötigt.

»Hoffnung ist nicht die Überzeugung, dass etwas gut ausgeht, sondern die Gewissheit, dass etwas Sinn hat, egal wie es ausgeht.« (*Václav Havel*)

KAPITEL 7

Zusammenfassung und Fazit

Die Arbeit mit Trancezuständen und Interventionen aus der Hypnotherapie spielt in der Behandlung von BPS-Patienten bereits eine große Rolle und findet sich z.B. in Imaginationsübungen, Stuhldialogen und dem Achtsamkeitstraining wieder. Über die explizite Anwendung von Hypnose bei der Therapie von BPS ist dabei interessanterweise bisher wenig und eher zurückhaltend berichtet worden, was auch damit zusammenhängen mag, dass diesem Verfahren aufgrund unseriöser Anwendung insbesondere in Zusammenhang mit der Bühnenhypnose immer noch verbreitet mit Skepsis begegnet wird. Das vorliegende Buch macht deutlich, dass sich dieses wissenschaftlich anerkannte Psychotherapieverfahren sehr wohl eignet, um die therapeutische Arbeit mit BPS-Patienten bereichernd zu gestalten, insbesondere da es bei kompetenter und sachgerechter Anwendung die therapeutische Beziehung ungemein positiv beeinflusst und ausgesprochen ressourcenorientiert ausgerichtet ist. Die vielfältigen Strategien der Hypnotherapie lassen neben formaler Trancearbeit mit einer klassischen Induktion auch die Arbeit mit Spontantrancen zu sowie die gezielte Nutzung hypnotherapeutischer Kommunikation.

Gleichwohl sollten bei der Arbeit mit BPS-Patienten einige wichtige Aspekte beachtet werden, um die Arbeit mit Hypnose erfolgreich einzusetzen. Dazu gehört ein besonders transparentes Vorgehen bei der Aufklärung und Durchführung der Hypnose und nach Möglichkeit die Einbeziehung des Patienten bei der Wahl des Settings. Die Arbeit in Hypnose soll einen geschützten Raum bieten, in dem korrigierende und angenehme Erfahrungen möglich sind, und es ist wichtig, dies vor dem Beginn hypnotherapeutischer Arbeit zu vermitteln. Weiterhin ist es unverzichtbar, sich über die Wahrnehmungen ausreichend Rückmeldungen während einer Hypnose einzuholen, um unangenehm auftretende Zustände rechtzeitig erkennen zu können. Am Anfang ist es daher sinnvoll, mit kurzen Hypnoseeinheiten zu starten, um das Erleben des Patienten in Trance kennenzulernen. Die Arbeit mit Hypnose kann dazu beitragen, Patienten wieder ein Gefühl von Kontrolle über ihr Erleben und ihre Handlungen zu vermitteln. Auf diese Weise wird das Erleben von Selbstwirksamkeit gesteigert und durch reduzierte kritische Kognitionen in der Trance zudem die Fähigkeit gefördert, sich wohl und angenehm fühlen zu dürfen sowie Ressourcen und neue Verhaltensweisen kennenzulernen. Solche Interventionen lassen sich dabei auch zur Reduktion dysfunktionaler Verhaltensweisen wie Substanzkonsum einsetzen. Weiterhin können auch häufige Begleiterkrankungen bei BPS wie etwa psychosomatische Beschwerden gut mit Hypnose behandelt werden. In diesem Bereich liegen inzwischen eine Reihe guter evidenzbasierter Wirksamkeitsnachweise für die Anwendung von Hypnose vor, die bereits für einige Erkrankungen in Leitlinien empfohlen wird, wie etwa für die Behandlung eines Reizdarmsyndroms.

Es ist daher wünschenswert, die Arbeit mit Hypnose vermehrt in die Behandlung von BPS-Patienten einzubeziehen und auch so zu benennen, um die Vorteile der Hypnoseanwendung voll zu nutzen. Inzwischen ist bekannt, dass die Kombination von anderen Therapieverfahren mit Hypnose eine signifikante Verbesserung der Effektstärke herbeiführt. Es lässt sich daher annehmen, dass durch die Integration von Hypnose auch die Qualität der Behandlung von BPS weiter verbessert werden kann, insbesondere weil bei der allgemeinen Lebensqualität dieser Patientengruppe nach wie vor erhebliche Defizite bestehen. Ein stärker ressourcenorientiertes Vorgehen könnte dazu beitragen, den empirisch gut begründeten Wirkfaktor des subjektiven Gefühls von Handlungskompetenz zu verbessern (Bohus et al. 2022). Gerade für das Erreichen solcher Therapieziele kann die Hypnotherapie einen entscheidenden Beitrag leisten. Es sollte daher angestrebt werden, bereits in der Psychotherapie-Ausbildung umfassende Kenntnisse zu Hypnose und Hypnotherapie zu vermitteln, um angehende Psychotherapeuten auf das Arbeiten mit

Trancezuständen gut vorzubereiten. Fundiertes Wissen und ausreichend praktische Erfahrung sind unerlässlich, um Hypnose im Interesse unserer Patienten fachgerecht und kompetent einzusetzen und ihr Potential dadurch umfassend auszuschöpfen.

ANHANG

Hypnosetexte

Nachfolgend werden einige beispielhafte Hypnosetexte vorgestellt, die in dieser oder abgewandelter Form bei entsprechender Indikation eingesetzt werden können. Grundsätzlich empfiehlt es sich, möglichst individuell auf den Patienten abgestimmte Suggestionen zu nutzen, da vorgefertigte Texte häufig nicht dem eigenen authentischen Sprech- und Formulierungsstil entsprechen und für ungewollte Irritationen sorgen können. Die Texte sollen daher eher als Anregung für die Formulierung eigener Suggestionen gesehen werden und vor allem als Leitfaden für Psychotherapeuten dienen, die noch nicht viel Erfahrung in der Anwendung von Hypnose haben.

Hypnosetext 1: Entspannungshypnose am Strand mit vorwiegend direkten Suggestionen und Mehrfachwiederholungen zur Verankerung

»Sie können zunächst einmal wahrnehmen, hier auf Ihrem Stuhl zu sitzen ... Ganz ruhig und gelassen ... Und nun nehmen Sie Ihre Atmung wahr ... und erleben Sie, wie jeder Atemzug Sie mehr und mehr in einen angenehmen Trancezustand hineinbringt ... Jedes Einatmen ... und jedes Ausatmen *[im Rhythmus mit den Atemzügen des Patienten sprechen]* vertieft die Hypnose immer weiter ... Und Sie können spüren, wie die Atemzüge immer ruhiger werden ... immer ruhiger und gelassener ... Sie fühlen sich ganz wohl und entspannt dabei ... Mit jedem Atemzug lässt ihr Körper mehr und mehr los ... Mit jedem Ein- und Ausatmen gelangen Sie tiefer in die Hypnose hinein … und so gelangen Sie nun an einen angenehmen Ort … einen Ort, der für Entspannung, Ruhe und Gelassenheit steht … Sie sind nun an einem wunderschönen Sandstrand angekommen … einem Strand am Meer … und erlauben Sie sich nun, diesen Strand zu genießen und sich wohlzufühlen … Sie können bis zum Horizont schauen, und das herrlich türkisblaue Wasser beobachten … und Sie können die Wellen mit ihren Schaumkrönchen sehen, die regelmäßig ans Ufer schwappen … dabei hören Sie das sanfte Rauschen der Wellen … den gleichmäßigen Rhythmus, der verlässlich jede Welle ans Ufer trägt … Und dabei nehmen Sie wahr, wie die salzige Meeresluft duftet … Vielleicht können Sie das Meer auch schmecken … und die Frische erleben, die diese wohltuende Meeresluft mit sich bringt … und wahrnehmen, wie Sie dadurch immer entspannter und gelassener werden … Sie können die frische Luft ganz in Ruhe einatmen und durch den Körper strömen lassen … und dabei eine wohltuende Gelassenheit spüren … Erleben Sie, wie sich der Sand unter Ihren Füßen anfühlt … wie sich die Sandkörner wie von selbst um ihre Zehen verteilen … Dabei können Sie die angenehme Wärme der Sonne spüren … und dabei erleben, wie sich die Entspannung immer weiter im Körper vertieft … Und wenn Ihnen danach ist, so gehen Sie ein wenig weiter am Strand spazieren … genießen die Bewegung … und kommen mit jedem Schritt noch weiter in diese angenehme Entspannung hinein … Sie beobachten nun ein paar Möwen, die frei am Himmel herumfliegen … und die grenzenlose Weite erkunden … und sich vom Wind tragen lassen … während Sie dabei eine angenehme Ruhe empfinden … Sie spüren dabei, wie der Wind um Sie herumweht … und eine angenehme Frische für Sie bereithält … und die frische Luft strömt in Ihre Lungen und kann sich im ganzen Körper ausbreiten … Sie können dabei eine angenehme Entspannung und Erholung erleben … und Sie blicken wieder zum Horizont, in die Weite des Meeres … und erleben dabei umso tiefer eine angenehme Entspannung und Ruhe, die sich im Körper ausbreitet.

[Einsatz von Mehrfachwiederholungen nach Bongartz:]

Die angenehme Entspannung und Ruhe breitet sich nun im Kopf aus …

Die angenehme Entspannung und Ruhe breiten sich im Gesicht aus …

Die angenehme Entspannung und Ruhe breiten sich vom Gesicht in den Halsbereich aus …

Die angenehme Entspannung und Ruhe breiten sich weiter in die Schultern aus …

Die angenehme Entspannung und Ruhe breiten sich von den Schultern in die Arme aus … und weiter in die Hände … bis zu den Fingerspitzen

Die angenehme Entspannung und Ruhe breiten sich im Brustbereich aus …

Die angenehme Entspannung und Ruhe breiten sich im Rücken aus … von oben entlang der Wirbelsäule … bis in den unteren Rückenbereich …

Die angenehme Entspannung und Ruhe breiten sich im Bauchbereich aus …

Die angenehme Entspannung und Ruhe breiten sich im Becken und im Gesäß aus … und gelangt weiter zu den Oberschenkeln …

Die angenehme Entspannung und Ruhe breiten sich in beiden Beinen aus … in den Knien … und in den Sprunggelenken …

Die angenehme Entspannung und Ruhe breiten sich weiter in die Füße aus … bis in die Zehenspitzen …

Die angenehme Entspannung und Ruhe sind nun im ganzen Körper angekommen.

Und da Sie nun vollkommen entspannt und ruhig geworden sind, können Sie diesen Zustand noch ein wenig genießen, bevor wir wieder in das Hier und Jetzt zurückkommen … Sie nehmen nun einen tiefen Atemzug … und kommen dabei immer mehr ins Hier und Jetzt zurück … Mit jedem Atemzug werden Sie wacher und frischer und kommen wieder zurück … Bewegen Sie einmal die Hände und Schultern … und kommen immer mehr zurück … Jeder Atemzug lässt Sie wacher und frischer werden … Sie können nun in Ihrem Tempo die Augen öffnen und sind wieder ganz im Hier und Jetzt zurück.«

Hypnosetext 2: Entspannungshypnose am Strand mit vorwiegend indirekten Sprachmustern

»Erlauben Sie sich, nun einfach hier zu sitzen ... wobei sich vielleicht früher oder später die Augen schließen möchten ... wenn es sich richtig anfühlt ... oder die Augen bleiben weiterhin offen ... und sind auf einen Punkt gerichtet ... es passiert einfach so, wie es am angenehmsten ist ... und vielleicht kann sich dabei nun langsam eine Veränderung im Körper einstellen ... das kann eine leichte Schwere ... oder eine schwere Leichtigkeit sein ... und es ist nicht so wichtig, ob Sie das alles bewusst wahrnehmen oder nicht ... es ist auch nicht wichtig, meiner Stimme bewusst zu folgen ... alles wird wie von selbst geschehen, ohne dafür aktiv etwas tun zu müssen ... Erlauben Sie sich, dem Strom der Trance zu folgen ... vielleicht ist Ihnen noch nicht aufgefallen, dass die Atmung dabei etwas ruhiger und entspannter geworden ist ... und sich bereits ein Trancezustand eingestellt hat ... und diese Trance kann wie ein Tor sein, welches zu einer tiefen Entspannung und Erholung führt ... und diese Entspannung kann an einem Ort erlebt werden, der für viele Menschen ein besonderer Ort der Ruhe und Gelassenheit ist ... Und für viele ist ein Spaziergang am Strand etwas, dass mit einer tiefen Gelöstheit verbunden ist ... Dabei kann der Anblick des Meeres dazu einladen, den Blick über den Horizont schweifen zu lassen ... und das tiefblaue Wasser wahrzunehmen ... wo sich im regelmäßigen Rhythmus eine Welle nach der anderen auftut ... Wellen, die verlässlich immer wieder ans Ufer schwappen ... Das Meeresrauschen kann dabei mal stärker sein, und dann wieder ganz sanft und leise ... und auch der Meeresduft kann sich ausbreiten, und dabei zu einem Gefühl von Ruhe und Geborgenheit führen ... wobei sich beim Einatmen der frischen Meeresluft ein lebendiges Gefühl einstellen kann ... eine wohlige Lebendigkeit, die überall im Körper ihren Platz findet ... und ich weiß nicht, wo Sie diese Lebendigkeit gerade spüren können ... oder vielleicht auch nur Ihr Unbewusstes diese Lebendigkeit wahrnehmen kann ... eine Lebendigkeit, die man in den Wolken beobachten kann, die sich langsam oder schnell am Himmel bewegen und immer dabei sind, ihre Form zu verändern … oder die Meeresvögel, die am Himmel schweben und sich dabei ganz leicht und frei fühlen können … sich wie von selbst vom Wind tragen lassen und dabei das Schweben genießen … wie schwerelos zu sein … und so kann es auch sehr angenehm sein, den Wind zu spüren, der vielleicht kräftig oder vielleicht nur als sanfter Windhauch auf der Haut wahrnehmbar ist … wobei eine angenehme Frische entstehen kann … und die Atmung dabei immer freier und gelöster wird … und je freier und gelöster die Atemzüge erfolgen, desto tiefer kann das Gefühl einer angenehmen Entspannung entstehen … die sich wie von selbst einstellt … und durch ein angenehmes Schweregefühl oder eine wohlige Leichtigkeit im Körper begleitet werden kann … und das Gefühl von Entspannung und Leichtigkeit kann sich nun im ganzen Körper ausbreiten …

[Ab hier können Mehrfachwiederholungen zur weiteren Verankerung und Vertiefung, wie in Hypnosetext 1 beschrieben, eingesetzt werden, s. S. 97 f.]

»Und das Schöne ist, dass sich dieses Gefühl von Entspannung und Leichtigkeit auch nach dieser Trance wie von selbst einstellen kann … es kann sich wie von selbst einstellen, wenn Sie es gerade benötigen … und mit dieser Gewissheit, auf die eigenen Stärken bauen und vertrauen zu können, können Sie in Ihrem Tempo wieder langsam ins Hier und Jetzt zurückkommen …«

Hypnosetext 3: Ressourcenhypnose »Heldin des Alltags«

Dieser Hypnosetext beschreibt als Heldin des Alltags eine reale Person mit besonderen Eigenschaften, die für die Patientin in der dargestellten Situation besonders hilfreich ist und als Vorbild für funktionales Verhalten und Erleben dient. Analog zu diesem Beispiel kann der Text als Grundlage genutzt werden, um andere Helden des Alltags zu suggerieren und das Erleben insbesondere auf den verschiedenen Sinnesebenen zu fördern. Je nach Betrachtungsweise und Therapiemethode kann man damit auch einen hilfreichen Ego-State oder ein unterstützendes Introjekt induzieren. In dem folgenden Beispiel wurden die Reaktionen der Heldin im Vorfeld von der Patientin beschrieben, sodass sie nun entsprechend suggeriert werden können. Die Reaktionen lassen sich jedoch auch direkt in der Trance eruieren und dann weiter vertiefen.

[Nach Induktion und Vertiefung]: »... und nun erlauben Sie sich, Ihre Heldin des Alltags vor Ihrem inneren Auge auftauchen zu lassen ... ihre Heldin, die Sie schon recht gut kennen und die viele Eigenschaften besitzt, die hilfreich für Sie selbst sind ... Vielleicht erlauben Sie sich zunächst, sie einmal genau anzusehen und all die Details wahrzunehmen, die Sie erkennen können ... Sie betrachten ihre Kleidung ... schauen sie von Kopf bis Fuß an ... Und schauen Sie nun, wie sie sich bewegt ... und auf ihre Haltung ... Spüren Sie einmal, wie sich ihre Haltung anfühlt ... Und nun lassen Sie sie in die Situation hineingehen, die Sie so gut kennen und die Ihnen immer wieder passiert ... lassen Sie Ihre Heldin nun in diese Situation gehen, an den Platz, wo Sie sich mit Ihrer besten Freundin verabredet haben, und die – wie so oft – viel zu spät kommt ... und Sie beobachten Ihre Heldin, wie sie nun auf Ihre Freundin wartet ... und die nach zehn Minuten immer noch nicht erschienen ist ... Sie können erkennen, wie sie da steht, groß und aufrecht ... und nun in die Weite blickt und achtsam das Geschehen um sich herum beobachtet ... Sie bleibt gelassen, aufrecht, stabil ... und da nun weitere fünf Minuten vergangen sind, sucht sich Ihre Heldin einen bequemen Platz, um sich hinzusetzen ... dabei beobachtet sie weiter, was um sie herum geschieht ... der Kopf ist aufrecht ... der Blick schweift aufmerksam herum und strahlt dabei gleichzeitig eine Ruhe und Gelassenheit aus ... Sie können beobachten, wie Ihre Heldin die Position auf ihrem Platz wechselt, damit sie weiter bequem sitzen kann, während sie eine offene Körperhaltung einnimmt, die eine gewisse Selbstverständlichkeit und Stärke ausdrückt ... und da nun weitere fünf Minuten vergangen sind und die Freundin immer noch nicht aufgetaucht ist, fasst sie für sich einen klaren Entschluss: Sie wird noch weitere fünf Minuten warten, aber keinesfalls länger, und dann zu sich nach Hause zurückgehen. Und in den kommenden fünf Minuten malt sie sich genau aus, wie sie den Nachmittag in aller Gemütlichkeit zu

Hause verbringen wird. Sie nimmt sich vor, eine Folge ihrer Lieblingsserie zu schauen und dabei eine Tasse Tee zu trinken. Danach wird sie ein heißes Bad nehmen und ein paar Duftkerzen anzünden. Dabei wird sie Stücke von ihrer Lieblingsband hören … Sie weiß, dass ihr diese Dinge guttun werden … auch wenn die Freundin die Verabredung wieder einmal nicht eingehalten hat … Und so steht sie nach weiteren fünf Minuten auf, als die Freundin immer noch nicht gekommen ist … mit bestimmten und klaren Schritten geht sie wieder zu ihrer Wohnung zurück … ihre Haltung ist gerade, der Kopf blickt geradeaus … und sie kann ein kleines Lächeln aufsetzen, da sie weiß, dass sie sich auf einen entspannten Nachmittag freuen kann … ihre Freundin wird sie erst in ein paar Tagen wieder kontaktieren … und was sie ihr dann sagen wird, weiß sie im Moment noch nicht, aber das spielt auch gerade keine Rolle für sie … sie wird sich am nächsten Tag in Ruhe überlegen, was sie ihr sagen wird … und sie wird sich auch erst am nächsten Tag damit beschäftigen, wie sie weiter mit ihrer Freundin umgehen möchte … im Moment braucht das keine Rolle zu spielen, denn es geht nun darum, sich einen schönen Nachmittag zu machen … sie kommt jetzt zu Hause an, öffnet die Wohnungstür, geht in die Küche und setzt Wasser für den Tee auf … sie sucht ihren Lieblingstee aus, bereitet eine große Tasse vor, in die sie das heiße Wasser hineingießt und ein paar Minuten ziehen lässt … sie geht dann mit der Tasse zu ihrer Couch und sucht eine Folge ihrer Lieblingsserie aus, die sich nun anschaut … genussvoll schlürft sie dabei Schluck für Schluck den heißen Tee … schaut dabei aufmerksam die Serie … und danach bereitet sie in aller Ruhe ein heißes Bad vor … sie holt zwei Duftkerzen hervor und zündet diese an, wobei sie den intensiven Geruch wahrnimmt, den die Kerzen ausströmen … sie konzentriert sich nun ganz auf die Wahrnehmung ihrer Sinne … den Geruch der Kerzen … das warme Wasser … den fluffigen Schaum im Badewasser … und das angenehme Gefühl, sich schwer und wohl fühlen zu dürfen … und sich im Moment um nichts weiter kümmern zu müssen … und Sie können sich erlauben, sich in Ihre Heldin einmal hineinzuversetzen … und wahrzunehmen, wie sich ihre Haltung, ihre Bewegungen, ihr Verhalten anfühlen … und sie kann als Ihre Heldin Sie dabei unterstützen, wann immer Sie sie brauchen, in einer solchen Situation für Sie da zu sein …« *[Ausleitung durchführen]*.

Hypnosetext 4: »Im Zauber-Swimmingpool«

Dieser Text eignet sich, um das allgemeine Wohlbefinden zu steigern, und für Patienten mit chronischen Schmerzzuständen.

[Nach Induktion und Vertiefung]: »… und da Sie nun auf einer inneren Ebene des Erlebens und Fühlens angekommen sind, erlauben Sie sich nun, einen schönen Garten zu betreten … einen Garten mit wunderschönen Blumen, die in vielen Farben und Formen blühen … und es ist nun Zeit, all die Pflanzen, die sich dort befinden, in aller Ruhe anzuschauen … ihre Farben und Formen zu betrachten … und wenn Sie nun weiter durch den Garten hindurchschreiten, so werden Sie feststellen, dass Sie bald auf einen Swimmingpool stoßen … einen herrlichen, gemütlich gelegenen Swimmingpool, der ganz speziell auf Ihre Bedürfnisse ausgerichtet ist … das Wasser darin enthält all das, was gerade wohltuend und angenehm für Sie ist … und vielleicht erlauben Sie sich zunächst einmal, das Wasser im Pool zu betrachten … welche Farbe es hat … und wie der Pool insgesamt ausschaut … ob das Wasser ruhig ist oder ob sich Wellen und Kräuselungen zeigen … alles ist genau auf Ihre Bedürfnisse ausgerichtet … es wird alles für Sie bereitgehalten, damit Sie sich an diesem angenehmen Ort sicher und wohl fühlen … und so können Sie schauen, ob nun die Zeit gekommen ist, sich einmal in diesen Pool hineinzubegeben … bereiten Sie sich nun darauf vor … und schauen Sie, auf welche Weise Sie den Pool betreten möchten … ob Sie sich leicht hineingleiten lassen möchten … oder ob Sie auf einer Treppe Schritt für Schritt hineingehen … oder ob es sich gut anfühlt, vom Beckenrand hineinzuspringen … und da Sie nun im Pool angekommen sind, nehmen Sie sich die Zeit, das angenehme Wasser zu spüren, welches genau die richtige Temperatur hat … sich im Wasser zu bewegen und zu erleben, wie es Sie trägt und hält, sodass Sie sich frei bewegen können und vielleicht Lust haben, den Pool etwas näher zu

erkunden … oder sich einfach auf der Wasseroberfläche treiben zu lassen … oder herumzuplanschen … und erleben Sie dabei, wie alles, was Sie gerade nicht benötigen, alles, was Sie unnötig festhält oder Sie anderweitig nicht brauchen, nach und nach von Ihnen abfallen und abfließen kann … Denn bei dem Wasser handelt es sich um Ihr ganz persönliches Heilwasser … eine ganz spezielle Art von Wasser, das alles abspülen kann, was Sie gerade nicht benötigen … das alles abfließen lassen kann, was Sie gerade nicht brauchen … und ich weiß nicht, ob es bereits spürbar ist, wie sich Ihr Körper dadurch angenehm und wohltuend regeneriert … eine tiefe Regeneration in Gang kommt, bei der jede einzelne Körperzelle einmal tief durchatmen kann … das heilsame Wasser umfließt Ihren Körper … und dadurch kann die heilsame Energie und Kraft von Ihrem Körper und seinen Zellen aufgenommen werden … und diese besondere Kraft kann nun all das aus Ihrem Körper entfernen, was Sie nicht brauchen … alles kann weggeschwemmt werden, was nicht hilfreich und störend ist … es kann sein, dass sich dies im Körper auf die eine oder andere Art bemerkbar macht, oder aber nur Ihr Unbewusstes erlebt, was sich da gerade tut … und das ist okay so … alles ist gut und okay so, wie es sich gerade anfühlt … und erlauben Sie sich, einfach alles von sich abfließen zu lassen, was Sie nicht brauchen … und das Schöne ist, dass dies ganz von selbst geschieht … Sie müssen nichts aktiv tun … und während Sie sich immer weiter regenerieren … und eine tiefe und angenehme Regeneration eintritt, wird der Körper im gleichen Moment gereinigt … das heilsame Wasser schützt Sie vor neuen Dingen, die Sie nicht brauchen und die unnötig sind … und all die unnützen Dinge werden nun mit dem Wasser weggeschwemmt und von dem speziellen Abfluss aufgenommen, der sich in einer Ecke des Pools befindet … alles Unnütze verschwindet, alles Hilfreiche und Heilsame bleibt im Wasser und bekommt immer mehr Platz und Raum … Erleben Sie, wie sich ganz viel Raum und Weite auftun, da nun alles herausgeschwemmt wird, was Sie nicht nötig haben … wie viel Platz für neue und erholsame Dinge geschaffen wird … vielleicht ist dies im Körper in irgendeiner Form wahrnehmbar … erlauben Sie sich, diese angenehme Erholung und Regeneration zu spüren … und die Sicherheit zu haben, dass alles Unnötige im Abfluss verschwindet und Sie davor sicher und geschützt sind … Das heilsame Wasser kann sich wie eine schützende Hülle um Sie legen, genau so, wie es sich angenehm und wohl für Sie anfühlt … spüren Sie diese wohlige Regeneration Ihres Körpers … den Schutz des heilenden Wassers … und wie Sie sich nun frei und frisch fühlen … Bleiben Sie noch eine Weile in diesem besonderen Pool, in diesem besonderen Wasser … und das Schöne ist, dass Sie diesen Schutz mitnehmen können … Sie können spüren, wie dieser Schutz auch in der kommenden Zeit für Sie da sein wird … und sich sogar immer weiter verstärken wird … er kann weiter wachsen und sich weiter entwickeln … genau so, wie es für Sie richtig und wichtig ist … und mit diesem wohligen und angenehmen Gefühl können Sie nun langsam und Schritt für Schritt wieder ins Hier und Jetzt zurückkommen …« *[Ausleitung durchführen].*

Literaturverzeichnis

Bach, B. & First, M. (2018): Application of the ICD-11 classification of personality disorders. BMC Psychiatry, 18, 351.

Benaguid, G. & Schramm, S. (2016): Hypnotherapie. Paderborn: Junfermann.

Besedovsky, L., Cordi, M., Wißlicen, L., Martínez-Albert, E., Born, J. & Rasch, B. (2022): Hypnotic enhancement of slow-wave sleep increases sleep-associated hormone secretion and reduces sympathetic predominance in healthy humans. Communications Biology, 5, 747.

Bohus, M. (2019): Borderline-Störung. 2. vollständig überarbeitete Aufl., Göttingen: Hogrefe.

Bohus, M. & Wolf-Arehult, M. (2014): Interaktives Skillstraining für Borderline-Patienten. 1. korrigierter Nachdruck der 2. Aufl., Stuttgart: Schattauer.

Bohus, M., Limberger, M., Ebner, U., Glockner, F., Wernz, M. & Lieb, K. (2000): Pain perception during self-reported distress and calmness in patients with borderline personality disorder and self-mutilating behavior. Psychiatry Research, 95, 251–260.

Bohus, M., Stoffers-Winterling, J. & Lieb, K. (2022): Borderline-Persönlichkeitsstörungen (ICD-10 F6). In: U. Voderholzer, F. Hohagen (Hrsg.): Therapie psychischer Erkrankungen. Deutschland: Elsevier, S. 472–476.

Bongartz, W. & Bongartz, B. (2000): Hypnosetherapie. Göttingen: Hogrefe.

Bongartz, W. & Bongartz, B. (2019): Trancesprache – die anthropologische Perspektive. Zeitschrift für Hypnose und Hypnotherapie (ZHH), 14(1+2), 9–43.

Breil, J. & Sachse, R. (2018): Klärungsorientierte Psychotherapie der Borderline-Persönlichkeitsstörung. Göttingen: Hogrefe.

Brokuslaus, I., Welke, T. & Edel, A. (2021): Bewegen statt Erstarren! Stuttgart: Schattauer.

Bucay, J. (2020): Komm, ich erzähl dir eine Geschichte. 23. Aufl., Frankfurt am Main: Fischer.

Clarkin, J., Yeomans, F. & Kernberg, O. (2008): Psychotherapie der Borderline-Persönlichkeit. Manual zur psychodynamischen Therapie. Stuttgart: Schattauer.

de Jong-Meyer, R. (2009): Kognitive Verfahren nach Beck und Ellis. In: Margraf J., Schneider, S. (Hrsg.), Lehrbuch der Verhaltenstherapie Band 1. Heidelberg: Springer.

Demertzi, A., Soddu, A. et al. (2011): Hypnotic modulation of resting state fMRI default mode and extrinsic network connectivity. Progress in Brain Research, 193, 309–22.

DGPPN e. V. (Hrsg.) für die Leitliniengruppe: S3-Leitlinie Borderline-Persönlichkeitsstörung. Version 1.0 vom 14. 11. 2022 verfügbar unter: https://www.awmf.org/leitlinien.

Dilling, H. & Freyberger, H. F. (2019): Taschenführer zur ICD-10 Klassifikation psychischer Störungen. 9. aktualisierte Aufl. entsprechend ICD-10-GM, Göttingen: Hogrefe.

Dorrmann, W. (2013): Hypnotherapie in der Suizidprophylaxe. Zeitschrift für Hypnose und Hypnotherapie (ZHH), 8(1+2), 183–198.

Dorrmann, W. (2020): Krisenintervention: akute Suizidalität. In: Wilhelm-Gößling, C., Schweizer, C., Dürr, C., Fuhr, K., Revenstorf, D. (Hrsg.), Hypnotherapie bei Depressionen. Stuttgart: Kohlhammer, S. 184–188.

Elkins, G. & Olendzki, N. (2019): Mindful hypnotherapy: the basis for clinical practice. New York: Springer Publishing Company, LLC.

Falkai, P. & Wittchen, H.-U. (2015): Diagnostisches und Statistisches Manual psychischer Störungen DSM-5. Göttingen: Hogrefe.

Fonagy, P. & Bateman, A. (2006): Mechanisms of chance in mentalization-based treatment of BPD. Journal of Clinical Psychology, 62, 4, 411–30.

Frankenberg, F. & Zanarini, M. (2004): The association between borderline personality disorder and chronic medical illnesses, poor health-related lifestyle choices, and costly forms of health care utilization. Journal of Clinical Psychiatry, 65, 12, 1660–1665.

Friedrich, A. & Schlarb, A. (2018): Let's talk about sleep: a systematic review of psychological interventions to improve sleep in college students. Journal of Sleep Research, 27, 1, 4–22.

Fuhr, K., Meisner, C., et al. (2021): Efficacy of hypnotherapy compared to cognitive behavioral therapy for mild to moderate depression – Results of a randomized controlled rater-blind clinical trial. Journal of Affective Disorders, 286, 166–173.

Gainer, M. J. (1992): Hypnotherapy for reflex sympathetic dystrophy. American Journal of Clinical Hypnosis, 34, 4, 227–232.

Gainer, M. & Torem, M. (1993): Ego-State therapy for self-injourious behavior. American Journal of Clinical Hypnosis, 35, 4, 257–266.

Geuter, U. (2015): Körperpsychotherapie. Berlin: Springer.

Geuter, U. (2018): Praxis Körperpsychotherapie. Berlin: Springer.

Grawe, K. (1995): Grundriss einer Allgemeinen Psychotherapie. Psychotherapeut, 40, 130–145.

Grawe, K. (2004): Neuropsychotherapie. Göttingen: Hogrefe.

Gregory, R., Chlebowski, S., Kang, D., Remen, A., Soderberg, M., Stepkovitch, J. & Virk, S. (2008): A controlled trial for psychodynamic psychotherapy for co-occuring borderline personality disorder and alcohol use disorder. Psychotherapy (Chic), 45, 28–41.

Grover, M., Jensen, M., Patterson, D., Gertz, K. & Day, M. (2018): The association between mindfulness and hypnotizability: clincal and theoretical implications. Hypnotherapy for reflex sympathetic dystrophy. American Journal of Clinical Hypnosis, 61, 1, 4–17.

Gutmann, B. (1924): Der Beschwörer bei den Wadschaggas. Archiv für Anthropologie, 20, 46–57.

Hansen, E. (2010): Hypnotische Kommunikation – Eine Bereicherung im Umgang mit Patienten. Zeitschrift für Hypnose und Hypnotherapie (ZHH), 5(1+2), 51–67.

Hansen, E. (2011): Negativsuggestionen in der Medizin. Zeitschrift für Hypnose und Hypnotherapie (ZHH), 6(1+2), 65–81.

Häuser, W. (1997): Hypnose in der Gastroenterologie. Hypnose und Kognition, 14, 25–32.

Häuser, W. (2010): Ist Hypnotherapie eine etablierte Behandlungsmethode in der Inneren Medizin? Zeitschrift für Hypnose und Hypnotherapie (ZHH), 5(1+2), 237–252.

Häuser, W. (2015): Reizdarmsyndrom. In: Revensdorf, D., Peter, B. (Hrsg.), Hypnose in Psychotherapie, Psychosomatik und Medizin. 3. Aufl., Heidelberg: Springer. S. 551–560.

Heath, L., Paris, J., Laporte, L. & Gill, K. (2018): High prevalence of physical pain among treatment-seeking individuals with borderline personality disorder. Journal of Personality Disorders, 6, 32(3): 414–420.

Henn-Mertens & G., Zimmek, G. (2021): Körperorientierte Techniken in der Schematherapie. Weinheim, Basel: Beltz.

Herpertz, S., Huprich, S. et al. (2017): The Challenge of transforming the diagnostic system of personality disorders. Journal of Personality Disorders, 31, 5, 577–589.

Jensen, M. P. (2015): Hypnose bei chronischem Schmerz. 2. Aufl., Heidelberg: Carl-Auer.

Jochims, A., Ludäscher, P., Bohus, M., Treede, R.-D. & Schmahl, C. (2006): Schmerzverarbeitung bei Borderline-Persönlichkeitsstörung, Fibromyalgie und Posttraumatischer Belastungsstörung. Schmerz, 20, 140–150.

Kabat-Zinn, J. (1982): An outpatient program in behavioral medicine for chronic pain patients based on the practice of mindfulness meditation: theoretical consicerations and preliminary results. General Hospital Psychiatry, 4, 33–47.

Kabat-Zinn, J. (1990): Full catastrophe living: The program of the Stress Reduction Clinic at the University of Massachusetts Medical Center. New York: Delta.

Karrasch, S., Jung, J., Varadarajan, S., Kolassa, I.-T. & Bongartz, W. (2022): Modern and traditional trance language: a comparison. American Journal of Clinical Hypnosis, 65, 2, 146–159

Kienast, T., Stoffers, J., Bermpohl, F. & Lieb, K. (2014): Borderline-Persönlichkeitsstörung und komorbide Abhängigkeitserkrankungen. Deutsches Ärzteblatt International, 111, 280–286.

Kirsch, I., Montgomery, G. & Sapirstein, G. (1995): Hypnosis as an adjunct to cognitive-behavioral psychotherapy: a meta-analysis. Journal of Consulting and Clinical Psychology, 63, 2, 214–220.

Kluft, R. P. (2012): Enhancing workshop safety: learning from colleagues' adverse experiences (part I – structure/content). American Journal of Clinical Hypnosis, 55, 1, 85–103.

Kluft, R. P. (2012a): Enhancing workshop safety: learning from colleagues' adverse experiences (part II – structure/policy). American Journal of Clinical Hypnosis, 55, 1, 104–122.

Kluft, R. P. (2012b): Issues in the detection of those suffering adverse effecte in hypnosis training workshops. American Journal of Clinical Hypnosis, 54, 3, 213–232.

Koerner, K. (2013): Praxisbuch DBT. Weinheim, Basel: Beltz.

Korzekwa, M. & Dell, P. (2009): Dissociation and Borderline Personality Disorder: An Update for Clinicians. Current Psychiatry Reports, 11, 82–88.

Kossak, H.-C. (2013): Hypnose. Weinheim, Basel: Beltz.

Lammers, M. (2016): Emotionsbezogene Psychotherapie von Scham und Schuld. Stuttgart: Schattauer.

Layer, P., Andresen, V. et al. (2021): Update S3-Leitlinie Reizdarmsyndrom: Definition, Pathophysiologie, Diagnostik und Therapie. Gemeinsame Leitlinie der Deutschen Gesellschaft für Gastroenterologie, Verdauungs- und Stoffwechselkrankheiten (DGVS). Zeitschrift für Gastroenterologie, 59, 1323–1415.

Levine, P. A. (2021): Sprache ohne Worte. 10. Aufl., München: Kösel.

Linehan, M. (1996): Dialektisch-behaviorale Therapie der Borderline-Persönlichkeitsstörung. München: CIP-Medien.

Linehan, M. M. (1993): Cognitive-behavioral treatment of borderline personality disorder. New York: Gilford.

Linehan, M., Korslund, K. et al. (2015): Dialectical behavior therapy for high suicide risk in individuals with borderline personality disorder: a randomized clinical trial and component analysis. JAMA Psychiatry, 72, 475–482.

Mamoune, S., Mener, E., Chapron, A. & Poimboef, J. (2022): Hypnotherapy and insomnia: A narrative review of the literature. Complementary Therapies in Medicine, 65, 102805.

Mehl, S. & Losekam, S. (2019): Trauerreaktion, Krisenintervention und Suizidalität. In: Kircher, T., Kompendium der Psychotherapie. 2. Aufl., Berlin: Springer. S. 47–70.

Meichenbaum, D. (1972): Cognitive modification of test anxious college students. Journal of Consulting and Clinical Psychology, 39, 370–380.

Meichenbaum, D. (1991): Interventionen bei Streß. Anwendung und Wirkung des Streßimpfungstraining. Bern, Stuttgart, Toronto: Huber.

Mende, M. (2019): »Wenn Sie sich verschlucken, werden Sie sterben!« Ein Fallbericht. Zeitschrift für Hypnose und Hypnotherapie (ZHH), 14(1+2), 209–223.

Mitmansgruber, H. (2020): Die »neue« Borderline-Persönlichkeitsstörung: Dimensionale Klassifikation im DMS-5 und ICD-11. Psychotherapie Forum, 24, 89–99.

Moreno, J. L. (1946): Psychodrama. Beacon House.

Page, R. & Handley, G. (1993): The use of hypnosis in cocaine addiction. American Journal of Clinical Hypnosis, 36, 2, 120–123.

Paris, J. (2019): Suicidality in Borderline Personality Disorder. Medicina (Kaunas), 55, 6, 223.

Payne, P., Levine, P. & Crane-Godreau, M. (2015): Somatic experiencing using interoception and proprioception as core elements of trauma therapy. Frontiers of Psychology, 4, 6, 93.

Pekala, R., Maurer, R., Kumar, V., Elliott, N., Masten, E., Moon, E. & Salinger, M. (2004): Self-hypnosis relapse prevention training with chronic drug/alcohol users: effects on self-esteem, affect, and relapse. American Journal of Clinical Hypnosis, 46, 4, 281–297.

Potter, G. (2004): Intensive therapy: utilizing hypnosis in the treatment of substance abuse disorders. American Journal of Clinical Hypnosis, 47, 1, 21–28.

Ramondo, N., Gignac, G., Pestell, C. & Byrne, S. (2021): Clinical Hypnosis as an Adjunct to Cognitive Behavior Therapy: An Updated Meta-Analysis. International Journal of Clinical and Experimental Hypnosis, 69, 2, 169–202.

Raz, A., Fan, J. & Posner, M. (2005): Hypnotic suggestion reduces conflict. Proceedings of the National Academy of Sciences, 102, 28, 9978–9983.

Revenstorf, D. & Peter, B. (2015): Hypnose in Psychotherapie, Psychosomatik und Medizin. Berlin, Heidelberg: Springer.

Rizzo, R., Medeiros, F., Pires, L., Pimenta, R., McAuley, J., Jensen, M. & Costa, L. (2018): Hypnosis Enhances the Effects of Pain Education in Patients With Chronic Nonspecific Low Back Pain: A Randomized Controlled Trial. Journal of Pain, 10, 10, 1103.

Rödiger, E. (2009): Was ist Schematherapie? Paderborn: Junfermann.

Rüsch, N., Lieb, K. et al. (2007): Shame and implicit self-concept in women with borderline personality disorder. American Journal of Psychiatry, 164, 3, 500–508.

Russ, M., Roth, S. et al. (1996): A symptom provocation study of posttraumatic stress disorder using positron emission tomography and script-driven imagery. Archives of General Psychiatry, 154, 918–925.

Sacerdote, P. (1978): Teaching self-hypnosis to patients with chronic pain. Journal of Human Stress, 4, 18–21.

Sachse, R. (2016): Therapeutische Beziehungsgestaltung. 2. Aktualisierte und ergänzte Auflage, Göttingen: Hogrefe.

Sack, M., Sachsse, U. & Dulz, B. (2011): Ist die Borderline-Persönlichkeitsstörung eine Traumafolgestörung? In: Dulz, B., Herpertz, S., Kernberg, O., Sachsse, U. (Hrsg.), Handbuch der Borderline-Störungen. 2. Aufl., Stuttgart: Schattauer. S. 197–202.

Samuel, D. & Griffin, S. (2015): A critical evaluation of retaining personality categories and types. In: Huprich, S. K. (Hrsg.). Personality disorders: towards theoretical and empirical integration in diagnosis and treatment. Washington: American Psychological Association. S. 43–62.

Sansone, R. & Sansone, L. (2015): Borderline Personality Disorder in the Medical Setting: Suggestive Behaviors, Syndromes, and Diagnoses. Innovations in Clinical Neuroscience, 12(7–8), 39–44.

Scagnelli, J. (1980): Hypnotherapy with psychotic and borderline patients: the use of trance by patient and therapist. American Journal of Clinical Hypnosis, 22, 3, 164–169.

Scheel, C., Bender, C., Tuschen-Caffier, B. & Jacob, G. (2013a): SHAME – Entwicklung eines Fragebogens zur Erfassung positiver und negativer Aspekte von Scham. Zeitschrift für Klinische Psychologie und Psychotherapie, 42, 4, 1–11.

Scheel, C., Schneid, E.-M., Tuescher, O., Lieb, K., Tuschen-Caffier, B. & Jacob, G. (2013): Effects of shame induction in borderline personality disorder. Cognitive Therapy and Research, 37, 6, 1160–1168.

Shenefelt, P. D. (2000): Hypnosis in dermatology. Archives of Dermatology Research, 136, 3, 393–399.

Sonnenmoser, M. (2011): Selbstfürsorge: Wenn Patienten sterben. Deutsches Ärzteblatt PP, 11, 506.

Spiegel, E. B. (2016): Attachment-Focused Psychotherapy and the Wounded Self. American Journal of Clinical Hypnosis, 59, 1, 47–68.

Stadler, C. (2002): Von Sicheren Orten und Inneren Helfern. Zeitschrift für Psychodrama und Soziometrie, 1, 2, 177–186.

Streeck, U. & Leichsenring, F. (2015): Handbuch psychoanalytisch-interaktionelle Therapie – Behandlung von strukturellen Störungen und schweren Persönlichkeitsstörungen. Göttingen: Vandenhoeck & Ruprecht.

Taubner, S., Fonagy, P. & Bateman, A. (2019): Mentalisierungsbasierte Therapie. Göttingen: Hogrefe.

Thompson, T., Terhune, D. et al., (2019): The effectiveness of hypnosis for pain relief: A systematic review and meta-analysis of 85 controlled experimental trials. Neuroscience & Biobehavioral Reviews, 99, 298–310.

Trautmann, R. D. (2017): Behaviorale Ego-State-Therapie bei Persönlichkeitsstörungen. Stuttgart: Klett-Cotta.

Tyrer, P., Mulder, R., Kim, Y.-R. & Crawford, M. (2019): The development of the ICD-11 classification of personality disorders: an amalgam of science, pragmatism, and politics. Annual Review of Clinical Psychology, 15, 481–502.

Vasant, D. & Whorwell, P. (2019): Gut-focused hypnotherapy for Functional Gastrointestinal Disorders: Evidence-based, practical aspects, and the Manchester Protocol. Neurogastroenterology & Motility, 31, 8, 13573.

Watkins, J. G. & Watkins, H. H. (2012): Ego-States – Theorie und Therapie. Ein Handbuch. 3. unveränderte Aufl., Heidelberg: Carl-Auer.

Wengenroth, M. (2017): Therapie-Tools Akzeptanz- und Commitmenttherapie. 2. Aufl., Weinheim: Beltz.

Wilhelm-Gößling, C., Schweizer, C., Dürr, C., Fuhr, K. & Revenstorf, D. (2020): Hypnotherapie bei Depressionen. Stuttgart: W. Kohlhhammer.

Williamson, J. A. (2004): A case of post-herpetic neuralgia treated with self-hypnosis and imagery. Contemporary Hypnosis, 21, 146–149.

Winograd, G., Cohen, P. & Chen, H. (2008): Adolescent borderline symptoms in the community: prognosis for functioning over 20 years. Journal of Child Psychology and Psychiatry, 49, 9, 933–941.

Wöller, W., Kruse, J., Barnard, J. & Albus, C. (2018): Strukturelle Störungen, schwere Persönlichkeitsstörungen und andere Strukturpathologien. In: Wöller, W. & Kruse, J. (Hrsg.), Tiefenpsychologisch fundierte Psychotherapie. Stuttgart: Schattauer. S. 305–315.

Yapko, M. D. (2011): Mindfulness and Hypnosis. New York: W. W. Norton & Company.

Yapko, M. D. (2019, 5. Auflage): Trancework: An introduction to the practice of clinical hypnosis. New York, Oxon: Routledge.

Young, J., Klosko, J. & Weishaar, M. (2005): Schematherapie. Paderborn: Junfermann.

Zanarini, M. C., Frankenburg, F. R., Hennen, J., Reich, D. B. & Silk, K. R. (2004): Axis I comorbidity in patients with borderline personality disorder: 6-year follow-up and prediction of time to remission. American Journal of Psychiatry, 161, 2108–2114.

Zanarini, M., Yong, L. F., Hennen, J., Bradford Reich, D., Marino, M. & Vujanovic, A. (2002): Severity of reported childhood sexual abuse and its relationship to severity of borderline psychopathology and psychosocial impairment among borderline patients. Journal of Nervous and Mental Disease, 190, 381–387.

Zindel, J. P. (2015): Frühe und Borderline-Störungen. In: Revenstorf, D., Peter, B. (Hrsg.), Hypnose in Psychotherapie, Psychosomatik und Medizin. Berlin, Heidelberg: Springer. S. 515–522.

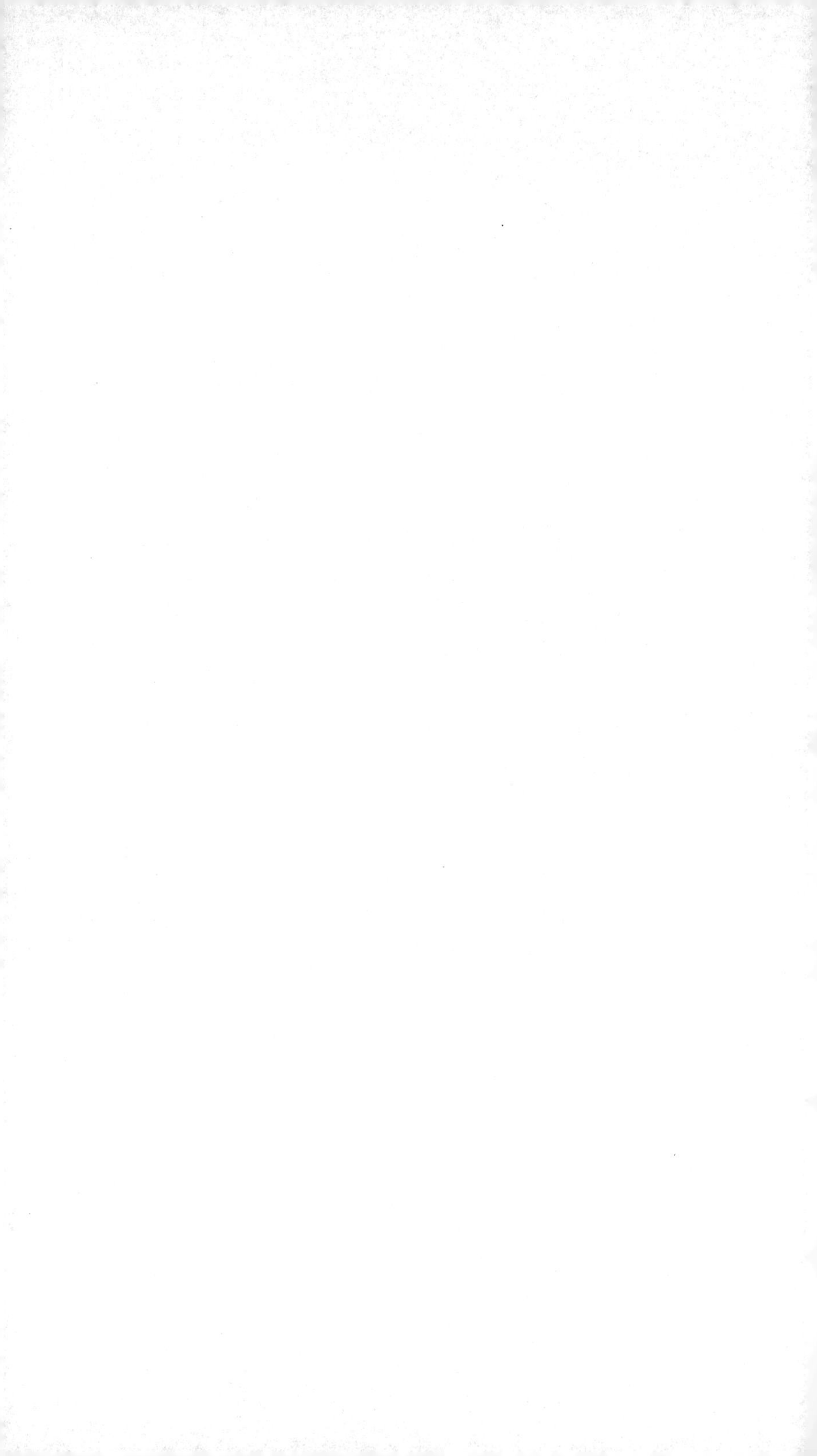